タクヤ先生のメンタル不調相談室

5万件のこころ相談に
答えた漢方薬剤師

杉山卓也
Sugiyama Takuya

無気力
イライラ
鬱
不眠
不安
パニック
ヒステリー

ぱる出版

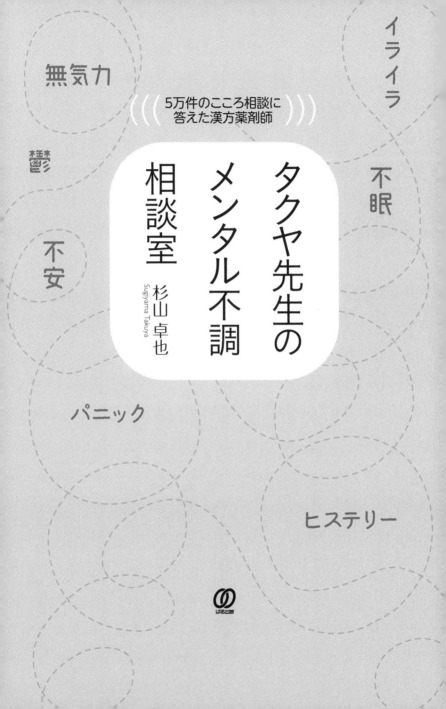

はじめに

皆さんこんにちは、タクヤ先生こと杉山卓也と申します。

本書を手に取っていただきましたこと、まずは心より御礼申し上げます。

この本が気になって手に取ってくださったということは、あなたのこころはひょっとすると折れそうで、悲鳴を上げている状態ではないでしょうか?

僕は、漢方薬局で、長年に亘り漢方相談を行っています。

その中で「こころの悩み」をお持ちのご相談者様の割合が本当に多く、自分としても、体と同時にこころも元気になって欲しい、という強い思いがありました。

そこでＳＮＳを中心に、「こころ」を癒やす為の情報発信を続けてきました。

その結果、僕のもとにはたくさんの「こころ相談」が集まるようになり、いつしか「こころの不調を改善する漢方薬の専門家」という認識を少しずついただけるようになりました。

軽いこころのお悩みから、本当に今にも潰れてしまいそうなこころのお悩みまで、毎日たくさんのご相談が舞い込んできます。

お悩みを解決するために、メンタルカウンセラーのように、こころに寄り添って心理学的な観点からお悩みの本質を見抜き、対策を講じることもしています。

ただ、僕はあくまでも漢方薬を扱う専門家ですので、漢方薬を活用しています。

「こころの不調に漢方薬が効くの？」

訝しげにこのように質問される方は少なくありません。

ですが、漢方薬の効果は、お悩みに対して適正に選んだものであれば、間違いなくあります。

長年病院のお薬を飲み続けてきた人が、漢方薬をプラスすることで、驚くほど改善することも多くあります。

しかしながら、それより何より最も大切なのは、「生活のリズム」をしっかり整えるということです。

どんなにいい漢方薬や西洋薬を使っても、どんなに素晴らしいカウンセラーに相談をしても、乱れきった生活リズムを前にすると、その効果は残念ながらかき消されてしまいます。

それくらい生活リズムの調整には重要な役割があります。

生活のリズムを整える為の知識は「生活養生」と呼ばれます。

何が自分のこころに負荷を与えているのか？

どうすれば自分のこころに元気を送ることができるのか？

どちらも解決するためには、この「生活養生法」を知ることが有効になります。

そこで本書では、僕のところに寄せられるこころの相談に関する病気のうち、特に多いものをピックアップしてみました。

不眠、不安・パニック、無気力・鬱《うつ》、イライラ・ヒステリーなど、こころの不調から身体的な異常を発する、困った症状や病気を選んでいます。

そしてそれぞれのお悩みについて、実際に寄せられたエピソードと改善例をもとに、

①こころのあり方

②生活養生の方法

③使うべき漢方薬

についてそれぞれ知ることができるように書いています。

漢方薬について全く知識がないけど…と思われる方でも、全く問題なくお読みいただけるように努めましたので、安心していただければ、と思います。

また、今自分は健康でいるけれども、ご家族やご友人がこころの悩みを抱えて大変な思いをされている方や、自分自身に一抹のこころの不安要素を抱えている方にも、ぜひご活用いただければ、と思っています。

こころの負荷は、バケツの水のように、毎日少しずつ蓄積していくものです。

また、そのバケツの容量も、年齢や健康状態で刻々と変わっていくものでもあります。「今までは大丈夫だったから」という思いで無理を重ね続けていると、ある日急にバケツの水が溢れてしまうように、こころが動きを止めてしまうことが少なくありません。

大切なことは、自分にとってのこころの負荷を認識し、その負荷が溜まってしまわないように、しっかりと生活養生や漢方薬を用いての「対策とケア」を講じておくことです。

誰にだって辛いことはあります。

誰にだって眠れない夜はあります。

誰にだって心を平安に保てない時があります。

そんな時にこの本を開いてみて下さい。

そんな状況を乗り越えるための知恵として、この本をお使いいただければ、本当に嬉しく思います。

順番に読み進めていただいても構いませんし、ご自身が今抱えている不調の項目からでももちろん大丈夫です。

早速ページを開いてみて下さい。

この本があなたのこころの支えの一つになりますことを、心から願っています。

目次

はじめに 2

第1章
不眠

1-1 毎晩スマホでどうすれば眠れるのかを調べています。 12
1-2 夜になるとその日の嫌なことを思い出して眠れなくなります。 18
1-3 昼夜逆転の生活で眠れません。 24
1-4 毎晩夜中に目が覚めてしまいます。 30
1-5 毎晩、悪夢を見てしまい、熟睡感がありません。 36
コラム❶ 不眠を解消する漢方薬 42

第2章
不安・パニック

2-1 起きてもいないことがずっと不安で仕方がありません。 44

2-2 不安や緊張を感じると、いつも動悸が起きて苦しいです。 50

2-3 常に最悪の結末をイメージしてしまい、不安で前に踏み出せません。 56

2-4 過去のトラウマが頭から離れません。 62

2-5 誰かの不安を感じ取ってしまい、自分も辛くなります 68

コラム② 不安やパニックを解消する漢方薬 74

第3章
無気力・鬱

3-1 朝起きた時からだるさが続き、体を動かせません。 76

3-2 食欲が無くなり、どんどん痩せてしまいます。 82

3-3 物事に集中できず物忘れも激しいです。 88

3-4 とにかくやる気が起きず、一日を無駄に過ごしてしまいます。 94

3-5 自分なんて消えてしまえばいいのに、と思ってしまいます。 100

コラム③ 無気力や鬱を解消する漢方薬 106

第4章
イライラ・ヒステリー

4-1 常にイライラしてしまい、それを他者にあたってしまいます。 108

4-2 イライラの後に激しい自己嫌悪に陥り、気持ちが落ち込んでしまいます。 114

4-3 イライラからの過食が止められません。 120

4-4 自分の怒りをコントロールできず、四六時中イライラが続きます。 126

4-5 思い出しては怒りの感情が何度も脳内で繰り返されます。 132

コラム④ イライラやヒステリーを解消する漢方薬 138

第5章
その他のこころの不調

5-1 対人関係ですぐにマウントを取られてしまいます。 140

5-2 他人からの評価が気になって仕方がありません。 146

5-3 他者と自分をすぐに比較しては落ち込んでしまいます。 152

5-4 自分のコンプレックスで常に辛いです。 158

5-5 完璧を追い求めてしまい、いつも苦しいです。 164

コラム⑤ その他のこころの不調に用いる漢方薬(漢方生薬) 170

おわりに 171

夜になると
その日の嫌なことを
思い出して
眠れなくなります。

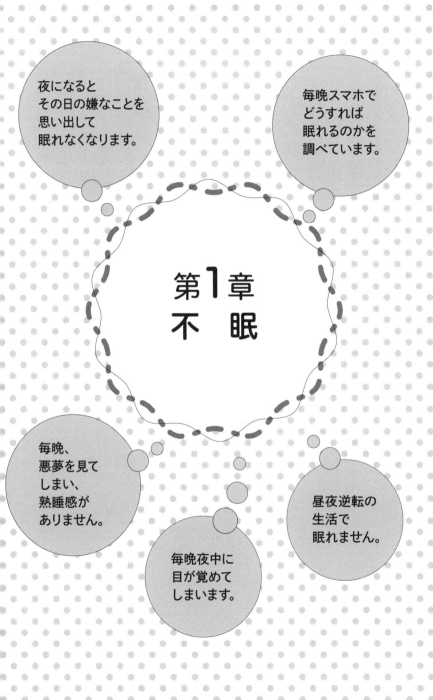

毎晩スマホで
どうすれば
眠れるのかを
調べています。

第1章 不眠

毎晩、
悪夢を見て
しまい、
熟睡感が
ありません。

昼夜逆転の
生活で
眠れません。

毎晩夜中に
目が覚めて
しまいます。

Q1-1

毎晩スマホでどうすれば眠れるのかを調べています。

長く、慢性的な不眠に悩んでいます。

いつも「今日も眠れなかったらどうしよう」という不安に怯えており、どうすれば眠れるのか、という情報を寝る直前まで調べています。

毎日のようにネットで調べた「眠れる方法」を試しているのですが、どの方法を試しても、一時的には良くなる場合もあるのですが、継続して眠れるようにはならないので、本当に辛いです。

「夜が来るのが怖い」という思いで毎日過ごしています。

そうなるとベッドに入るのすら怖くなってしまい、できるだけ夜ふかしをして、明け方近くになってようやくベッドに向かう…ということも増えてきました。

もちろん、こうなると睡眠不足になってしまい、今度は日中に眠気と戦うことになり、仕事にも支障をきたしている状態です。

どのような調べ方をすれば、よく眠れるための情報を見つけることができるのでしょうか？

どこかに私がきちんと眠れるような情報はあるのでしょうか？

先生、教えて下さい。

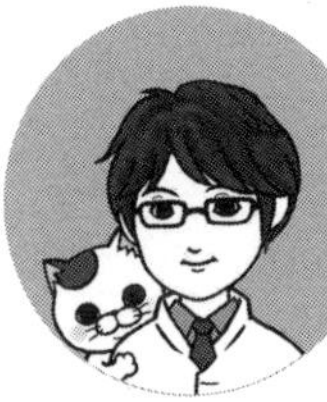

A1-1

情報過多が不眠を作りますよ。

今は情報社会ですよね。

本当に簡単にいつでも誰もが地球のあらゆるところにある情報にアクセスし、瞬時に膨大な情報を手に入れることができます。

でもね、だからこその弊害もたくさんあると思います。

典型的な例が今回のお悩みのようなケースです。

「どうすれば眠れるのか」

ご相談者様はこの解答を探し続けていますが、実はこの行為自体が、不眠を生み出しているのです。

自分自身で解決方法がわからないものというのは、どうしても誰かの知識や知恵を借りたくなりますよね。すごくよくわかります。

でも、世の中には正しい情報、誤った情報が混在している上に、「ある人にとっては正しいけれど別の人にとっては誤った情報」というものもたくさんあるわけです。

ちょっと詳しく解説

専門知識の無い方が、そうした膨大な情報の中から自分に合ったものを正しく選び、活用していくというのは、極めて難しいことですよね。

そうなると多くの人は、「正しいと思える情報」を選んでは、片っ端から試していくことになります。

でもね、これはとても精神的な消耗につながってしまう行為なのです。

試しても試してもうまくいかない、でも情報は次から次へと見つかる。

これを繰り返していくうちに、こころも体も疲弊してしまいます。

そして更に良くないのが、答えの出ないものを検索し続けることにより、ますます不眠状態が頑固になってしまう、ということ。

残念ながらこれは間違いなく起こります。

質の良い睡眠を得ようと思った時には、夜の時間にしっかりと副交感神経が優位になっている必要があります。

なぜでしょうか？

「自律神経」という言葉を聞いたことがある方も多いと思いますが、自律神経というのは、「交感神経」と「副交感神経」と呼ばれる二つの神経から成るもので、僕らが日頃、無意識のうちに行っている生理活動のバランスコントロールを担ってくれています。

日中の活動時間には交感神経が優位になることで、体は常に適度な興奮状態を保ち、外的なストレスに向き合うことができます。

反対に、夜の時間になれば交感神経の代わりに副交感神経が優位になることで、体をリラックスさせたり、睡眠に誘ったりしてくれます。

交感神経と副交感神経のバランス、スイッチングが滞りなく機能していることが、僕らのこころと体の健康を保つ上で、欠かせない条件なのです。

ところが、夜の時間になっても情報をスマホで検索し続けてしまえば、副交感神経が優位になることができず、ずっと交感神経による興奮状態が続いてしまうことになります。眠るための情報を検索する行為自体が睡眠を阻害する、という、なんとも皮肉な結果につながってしまうのです。

夜の時間は考え事をしないこと。ゆっくりと湯船に浸かったり、静かに音楽を聴いたり、気持ちの落ち着くアロマを炊いたり、ホットミルクやココアを飲んだり…

部屋をきちんと暗くして、ゆっくりと目を閉じて深い呼吸を意識する。

こうやって副交感神経が自然に優位になる環境を整えてあげることが、何よりも不眠の解消につながります。

不安な気持ち、イライラする気持ちは、常に交感神経を優位にしています。

「副交感神経さん、あとはよろしくね」とつぶやいて考え事をやめ、静かにベッドに体を預ける。

スマホは就寝一時間前には閉じておくと良いですね。

Q1-2

夜になるとその日の嫌なことを思い出して眠れなくなります。

毎晩できるだけ早くベッドに入るように心がけています。

ただ、ベッドに入って目を閉じると、その日の嫌な記憶が次々と蘇ってきます。

これに対して「あの時はああすればよかった」とか、「あの人は気分を害していないだろうか」とか、考え始めてしまいます。

そうすると、なかなか寝付くことができなくなってしまいます。

また、ようやく眠れても眠りが浅く、ちょっとした物音などで目を覚ましてしまいます。

反対に、楽しいことを思い出すようにしてみればいいのかな？と思ってやってみても、それで寝付きが良くなることはありませんでした。

こんな風に眠れないのは私だけなんじゃないか、という不安を抱えて毎日生きているので、とても辛いです。

毎日楽しく過ごしたいのですが、眠れないので元気も出ません。

職場の同僚にも余裕のある態度で接することができず、「みんなが自分の悪口を言っているんじゃないか」という気持ちになってしまい、それがまた夜にも蘇ってきて、ますます眠れなくなります。

こんな私でも上手に眠れるようになるのでしょうか。

先生、教えて下さい。

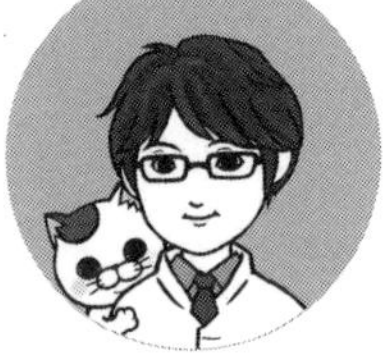

A1-2

夜中には楽しいことも嫌なことも考えないようにしましょう。

辛い毎日をお過ごしでしたね。

大丈夫、解決法はしっかりありますので安心して下さいね。

まず覚えておいて欲しいのは、「寝る前に考え事をベッドに持ち込んではいけない」ということなんです。

これを心がければきちんと眠れるようになります。

もちろんただ「そうしなさい」と言われてもできませんよね。

この状態にうまく持っていけるように、「考える」という意識をベッドの外に置いてくることができる、良い方法をお教えしますね。

夜中は日中に起こった記憶を整理整頓する時間です。

交感神経が働いている日中は、様々な外的な刺激（ストレス）を受け止めることができますが、その分、体とこころには、受け止めたものが雑然とした情報として残っています。

ちょっと詳しく解説

あなたの場合、それを夜の時間に、自分の力で整理整頓しようと頑張っている状態です。

ですが、実はこれはなかなか難しいものです。

なぜなら、そこには自分の感情が入っていますよね。

「思い出し笑い」という言葉がありますが、おかしかったことを思い出して笑っている時に、脳は初めてその笑いが起こった時と同じくらいの感情をもう一度受けている、と言われています。

それが「思い出し怒り」や「思い出し悲しみ」だった場合でも、あなたのこころには、また同じくらいの感情の波が押し寄せてくることになります。

つまり、冷静に自分の力でネガティブな事象を整理整頓しようとしても、また同じ感情に支配されてしまい、苛ついたり、気持ちが落ち込んだりしてしまい、うまくいかないわけです。

ではどうすればいいのか？　答えは簡単です。

「夜、しっかり寝ればいい」

脳は、睡眠中にその日の出来事をしっかりと整理整頓してくれます。

嫌なことがあっても、きちんと眠って朝起きれば、ほとんどの場合、どうすべきかということがまとまっているものです。

いや、だから寝たいんだけど、寝ようとすると嫌な記憶が蘇って眠れないんだってば！

という声が聞こえてきそうですね。

大丈夫です。

今まであなたは「嫌な記憶を思い出すから眠れない」という状況でした。

つまり、夜の時間に考え事をしていたわけです。

でも、前述したとおり、夜の考え事そのものがＮＧであるわけですから、きっちり自分に向かって、「夜の考え事は禁止です」とルールを伝えればいいのです。

具体的には、自室の壁に大きくそのように書いて貼っておきましょう。

常に視界に入るところに自分の「ルール」を掲示しておくこと。

実は、これが脳をコントロールする、最も効果的な方法です。

嫌なことが浮かんできても、「夜の考え事は禁止」の掲示を何度も見ている内に、眠れるようになります。

もう一つの良い方法としては、「目覚めた後に考える時間を作る」ということ。

しっかり寝て目覚めた朝は脳の回転も良く、悩み事に向き合うには最適の時間です。

「朝八時から三〇分思いっきり悩む時間を作る」

なんていうルールを作って掲示しておくといいでしょう。

「自分のルール化」と「習慣化」、これを文字に起こしていくことが、自分のリズムを作るのにはとてもオススメの方法です。

ぜひやってみて下さい。

きっと夜に余計な考え事をしなくなり、良質な睡眠を取れるようになるはずです。

Q1-3

昼夜逆転の生活で眠れません。

看護師の仕事をしています。

仕事柄、月の三分の一くらい夜勤が入ります。

かれこれ一〇年以上この状態が続いているのですが、若い頃は特に問題なく過ごせていました。

ですが、三〇代の後半頃から、昼夜のバランスが逆転する状況に次第に体が悲鳴を上げ始め、どの時間に寝てもすっきり疲れが取れることがなくなってしまいました。

そればかりか、帰ってきてものすごく疲れているのに、寝付くことさえできなくなってしまいました。

仕事にはやりがいを感じていますし、院内でも若い看護師さんたちをまとめる立場になっていますので、自分が泣き言を言うわけにはいきません。

ただ、実際に体がきついのも事実です。

体力的にはある方だと思っていますので、睡眠さえしっかり取ることができれば、まだまだ仕事を元気に続けることはできると思っているのですが。

このように、生活リズムが狂ってしまって睡眠がうまく取れない場合、何か有効な手段はあるのでしょうか。

先生、教えて下さい。

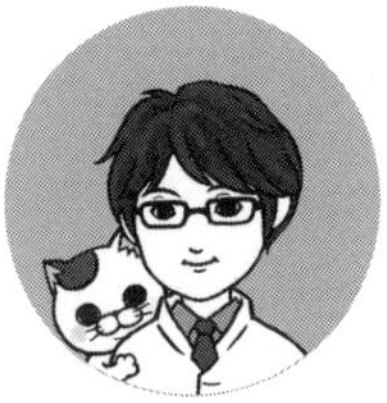

A1-3 生活リズムと睡眠の質は連動します。

夜勤のあるお仕事など、昼夜逆転のお仕事は、確かに生活リズムが狂いがちです。

やはり人は、朝起きて夜に眠る生き物ですので、そうしたお仕事の中で正しい生活リズムを作っていくのは難しいものです。

でも、だからといって諦めることはありません。

パーフェクトに整えることはできなくても、それぞれの仕事に合わせた生活リズムの「リセット法」を実践していくことで、改善が期待できますよ！

昼夜逆転の生活は、やはり体内リズムの乱れによる体調不良が多くなります。

体と同時にメンタルバランスも乱れてしまいがちです。

この状況を改善するためには、まず体内リズムを刻む「体内時計をきちんとリセット」することが必要となります。

ちょっと詳しく解説

あまり知られていない話ですが、体内時計には、「親時計」と「子時計」の二種類が存在していると考えられています。したがって、二つの時計のリセットが必要になります。

そして、ここがポイントになるのですが、体内時計の調節方法は親時計と子時計とで異なる、ということを知っておきましょう。

まず、親時計である「視《し》交《こう》叉《さ》上《じょう》核《かく》」と呼ばれる場所について、お話ししたいと思います。

視交叉上核（体内親時計）は、「光」によってリセットされることがわかっています。

特に朝の光が効果的で、朝日を浴びることで親時計の針がリセットされ、一日の活動を開始するのに役立つというわけです。

一方、子時計である末《まっ》梢《しょう》神《しん》経《けい》は、光ではなく「起床後の食事」がリセットのキーポイントであると言われています。

睡眠後に目覚めて、食事を摂ることで、末梢神経の子時計はリセットされ、そこから動き始めるというメカニズムがあるのです。

子時計のリセットに深く関与するのは、「インスリン」と呼ばれるホルモンです。

インスリンは、食後、血糖値が高くなることで膵臓から分泌され、血液中のブドウ糖を細胞に取りこんで血糖値を一定に保つ働きを持っています。この働きの他に、体内時計にシグナルを送って体内時計をリセットする働きも持っていることが、近年の研究でわかってきています。

インスリンの分泌が体内時計のリセットにつながる、ということは、体内時計を正常に動かすためには、起床後の食事に血糖値を高める炭水化物（糖質）を摂ることが必要、ということです。

できれば炭水化物だけではなく、たん白質やビタミン、ミネラルも一緒に摂ることが、より望ましいでしょう。

そして、起床後の食事は、起床してから「一時間以内に摂取」することが大切です。

また、近年発見された面白い報告に、週末一日だけでも屋外キャンプで寝起きすると、体内時計のひずみの約七〇％は元通りに改善する、というものがあります。

気持ちのいいキャンプで気分を晴らすという行動が、体内時計のリセットに効果的というわけです。

就寝時間や食事の時間はバラバラになってしまいがちですが、昼夜逆転の生活でも、陽の光を浴びたり食事の時間を一定にしたりすることで、二つの体内時計を調整し、リズムの乱れによるダメージを軽減することは十分できます。

加えて、きちんと気晴らしをして気持ちをスッキリさせること！

適度に運動をするのもオススメです。

「どうせこの生活じゃリズムなんて整えるのは無理」と諦めてしまうのではなく、できることをきっちり行っていけば、睡眠のリズムも自然に整ってきますよ。

Q1-4

毎晩夜中に目が覚めてしまいます。

寝付きにはあまり問題がなく、眠る時間も気にして毎晩一〇時にはベッドに入るようにしています。

でも、寝てから一〜二時間で必ずと言っていいほど目が覚めてしまいます。

その後も朝までには一〜二回、目が覚めてしまうことが多いです。

五〇代になっているので更年期かな、とも思いましたが、病院で検査をしてもらっても、ホルモンの数値などに大きな異常は無いと言われました。

目を閉じてこころを無にしようとしますが、目を覚ますと寝汗をかいていたり、喉が渇いていたり、火照っているような感じに襲われて、そのまま今度は寝付けなくなってしまうことが多いです。

寝られなくなってしまった時には、一度電気をつけて本を読んだりすると良い、と言われたりして、試してみてはいますが、どうしても体の中から起こってくるような熱感でうまく寝られません。

最初の寝つきはいいので、できれば睡眠薬などは使いたくないなと思っていますが、朝まで目を覚まさずに深く眠ることはできないのでしょうか。

私の体には、病院ではわからない悪いところがあるのでしょうか？

先生、教えて下さい。

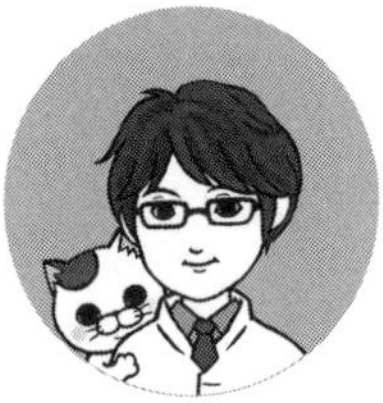

A1-4

東洋医学ではきちんと対処できます。

「病院では特に異常が無い」

こう言われるとホッとする反面、「ではどうしたらいいの…」という絶望感が生まれてしまいますよね。

西洋医学では様々な検査により体内の異常を探しますよね。病気の早期発見や原因の特定にはとても大切なことです。

でも、西洋医学では見つけることができない要素はたくさんあるのです。

今回のお悩みも、東洋医学で分類すれば、きちんと対処できます。

どうか安心して下さいね。

いわゆる「中途覚醒」のお悩みは非常に多いものです。

五〇代というのは、確かに更年期に差し掛かっておられる年代です。

ホルモン量の分泌バランスが崩れることで、睡眠が中途で覚めてしまうことがあります。

ちょっと詳しく解説

また、加齢により体液（潤い）が減少すると、東洋医学で「陰虚《いんきょ》」という病態に傾くことがあります。

こうなると、夜中に火照りを感じたり、強い喉の渇きを覚えたりして、中途覚醒を起こすことがあります。

これは漢方薬でのケアができるので、「加齢＋火照り」の中途覚醒のケースは、漢方薬を扱える専門家に相談することをオススメします。

もちろん私でも大歓迎です。

ただ、その他にも中途覚醒を起こす生活習慣上の原因があるので、ご紹介したいと思います。

まずは、カフェインを含む飲み物、またはアルコール類を寝しなに飲む場合。これらには利尿作用がありますので、夜中に目が覚めてしまう原因になります。

ハーブティーなどを飲むのが寝る前の習慣になっている方は、ノンカフェインのものに代えると良いでしょう。精神をリラックスさせるハーブ自体に問題はありません。

アルコールについては、肝臓で代謝されるのに三〜四時間程度かかることを覚えておくと良いでしょう。寝酒が習慣になっていて中途覚醒が起きる場合は、まずは見直して欲しいと思います。

次に、睡眠時無呼吸症候群、あるいは脳血管障害や認知症などの脳変性疾患などの病気が隠れている場合にも、中途覚醒を起こす可能性があります。

睡眠時無呼吸症候群を患っている方の特徴として、大きないびきをかく、肥満傾向である、というものがありますので、心当たりがある方は注意しましょう。睡眠中に呼吸が止まってしまう病気で、健康被害を起こす可能性があります。

該当しない場合で、認知症状や慢性的な頭痛などがある中途覚醒者は、一度病院で検査をしてもらうことをオススメします。

そして、実は最も多いのが「ストレス過多による中途覚醒」です。

ストレスが溜まってしまうと、眠りについた後でも神経興奮が続いていることが多く、交感神経が優位になってしまい、夜間の覚醒を引き起こしてしまうことがあります。

もしもご自身に、ストレスが溜まっているという自覚がある場合は、日中に受けたストレスのケアが必要になります。

気分が晴れるようなことを積極的に行い、体内からストレスを除去するように努めてみて下さい。

また「途中で起きて眠れなかったらどうしよう」という不安な気持ちも、交感神経を優位にさせてしまうものです。

ベッドに入る前にしっかりと一日のストレスを振り払うことを行ったら、「途中で起きたら起きた時だ」くらいの気持ちでいて下さい。

その方が、中途覚醒が起きる確率は下がるはずです。

病気が潜んでいることもあるので、中途覚醒の原因を安易に決めつけてしまうことには注意が必要ですが、まずは気持ちの停滞を好きなことで取りさらい、どうしても改善しない場合に、漢方薬の使用や病院の診察を選んでみると良いですね。

Q1-5

毎晩、悪夢を見てしまい、熟睡感がありません。

夜眠るのがすごく怖いんです。

なぜなら毎晩のように悪夢にうなされるからです。

介護関係の仕事をしており、家に帰ってくると、もう何もできないくらい疲れ果てているることが多く、バタンキューで気絶するように眠ってしまいます。その後、目を覚ますということもあまりありません。

ただ、毎晩高い確率で悪夢を見てしまうのが辛いのです。

悪夢を見るようになったのは、今の職場に転職した一年ほど前からです。

内容は色々なのですが、働いている介護施設でトラブルが起きてしまう夢や、家族に不幸が起こる夢が多い気がします。

朝起きると強い疲労感を感じていて、眠ったという満足感がありません。

夢を見るというのは、脳が休まっていない状態だというのを何かで見ました。

最近では、夜に見た怖い夢が実際に起こるのではないか、という不安を感じるようになり、ひどい時には、動悸がしたり呼吸が苦しくなったりすることもあります。

不眠というわけではないので、お医者様に睡眠薬を貰う必要はなさそうなのですが、悪夢を減らすというお薬など、聞いたこともありません。

一体なぜ、私はこんなにたくさんの悪夢を見るようになってしまったのでしょうか。

改善することはできるのでしょうか。

先生、教えて下さい。

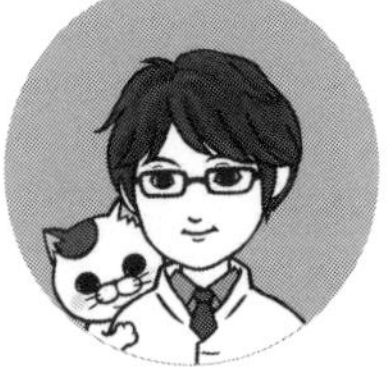

A1-5

悪夢を見てしまうのには理由があります。

毎晩の悪夢…とても辛い思いをされていますね。

確かに、病院で「悪夢を治したい」と相談するのは、少し勇気がいるかもしれませんね。

でも、夢を見るメカニズムを理解すること、そして東洋医学で分類することで、きちんと漢方薬を用いてケアすることができます。

同時に大切なのは、悪夢を見てしまう原因をケアしていくこと。

悪夢を減らして楽しい夢を見るために、お手伝いさせてもらいます！

悪夢を見てしまう、という方はまず、「夢を見るメカニズム」を知っていただくと良いと思います。

睡眠は大きく「レム睡眠」と「ノンレム睡眠」に分けられます。

レム睡眠は眠りが浅い周期で、反対にノンレム睡眠は眠りの深い周期とされています。

ちょっと詳しく解説

人間の睡眠周期は、このレム睡眠とノンレム睡眠が交互に現れます。

各々の1サイクルは九〇分程度と言われています。

例えば、七時間の睡眠を取る人の場合は、睡眠周期が四～五回程度やってくる計算になります。

夢は、浅い睡眠周期であるレム睡眠の時に見ていると言われます。

夢をなぜ見るのか？ というメカニズム自体は完全に解明されたわけではないのですが、この繰り返される睡眠周期を考えれば、夢を見ること自体に不思議はありません。

「夢を見ることなく気がついたら朝だった」というのは、夢を見ていないというよりは、「見てはいるが記憶していない」という方が正しいかもしれません。

では、「悪夢を見てしまう理由」は存在するのでしょうか？

科学研究によると、悪夢には脳の「扁桃体《へんとうたい》」という場所の活動が関与しているのではないかと言われています。

扁桃体は、僕たちの感情活動の中でも、特にネガティブな情動要素と関連していると言われています。

レム睡眠中になぜかこの扁桃体が活発に活動することがわかっており、そのせいで悪夢（ネガティブな夢）を見やすくなると言われています。

高熱を出した時や、強い疲労感を感じて寝た時に悪夢が多いのは、レム睡眠中に自律神経の活動が活発になると、扁桃体の活動も併せて活発になることが関与しているそうです。

ここで言う、自律神経の活動が活発になる、というのはつまり、交感神経が強く働いている、ということです。

日中の活動時に活発に働く交感神経が睡眠中にも興奮を起こし、活発に働いていることでネガティブな夢が増えてしまう…

この可能性があるわけです。

ここまで紹介してきた他の不眠原因にも通ずるものがありますよね。

交感神経が睡眠中に興奮してしまう原因としては、①寝る直前までスマホなどの強い光源を見続けている、②寝る直前まで考え事をしてしまっている、③リラックスタイムを用意できていない、④極度の疲労やストレスが蓄積している、などが考えられます。

生活時間を調整し、安心して睡眠できる七時間程度の睡眠時間を作り出した上で、これらの原因をできる限り取り除く努力をしてみて下さい。

きっと悪夢は減るはずです。

ちなみに夢は、ノンレム睡眠中でも見ることがある、ということがわかっています。

金縛りや、「これは夢だ」と認識できるのは、レム睡眠中の夢であることが多く、夢の中でも何かを思考したりできるのは、ノンレム睡眠時に見る夢であることが多いそうです。

まだまだ夢のメカニズムへの興味は尽きないですが、できれば目覚めた時に、「もう少し見ていたかったなあ」と思うような素敵な夢を、毎日見られるようにしたいものですね。

コラム
❶

不眠を解消する漢方薬

不眠は、いくつかのタイプ分類をすることができます。

そして、漢方薬もその分類に応じて使い分けると効果的です。

神経の高ぶり（興奮）が収まらないタイプの不眠には、「柴胡加竜骨牡蛎湯《さいこかりゅうこつぼれいとう》」や「甘麦大棗湯《かんばくたいそうとう》」のように気持ちを落ち着かせる効能のある漢方薬が効果的。

また、夜になると不安や焦燥感が起き、寝付けないタイプには、「帰脾湯《きひとう》」などがオススメです。

更に、夜に何度も目を覚ましたり、悪夢を多く見たりするような不眠には、「温胆湯《うんたんとう》」などが有効です。

漢方の使用と併せ、「なぜ眠れないのか」の原因の掘り起こしと対策を行っていくことが、不眠解消に最も効果の高い方法と言えます。

まずはホットミルクなどで、一息入れてみましょうか。

第2章 不安・パニック

不安や緊張を
感じると、
いつも動悸が起きて
苦しいです。

起きても
いないことが
ずっと不安で
仕方が
ありません。

誰かの不安を
感じ取って
しまい、
自分も
辛くなります。

過去の
トラウマが
頭から
離れません。

常に最悪の結末を
イメージしてしまい、
不安で前に
踏み出せません。

Q2-1

起きてもいないことがずっと不安で仕方がありません。

数年前、電車に乗っていた時にいきなり胸が苦しくなり、呼吸ができなくなってしまいました。

パニック障害と診断を受け、治療を続けていますが、それからというもの、なにか行動をしようとした時に、常に不安がよぎるようになりました。

電車やバスに乗っている時、自分で車を運転している時に「またあのパニック発作が起きたらどうしよう」というのが一番多いのですが、最近はその傾向が悪化しています。

「寝ている間に心不全で死んでしまうかも…」とか、「こんなことを言ったら嫌われてしまうかも…」といったように、生活のあらゆる場面で不安が頭をもたげるようになってしまい、本当に辛いです。

実際にはパニック発作も数年前の一度きりで、その後は起きていません。

色々な出来事への不安もほとんどが杞憂に終わるのですが、どうしてもそうした不安がこころの中に湧いてくるのを、抑えることができません。

たった一度の経験でこんな風になってしまうものなのでしょうか？

病院での治療を続けているのに、不安傾向はどんどん悪化しています。

本当に毎日が辛いです。

もう以前のような、健全な思考ができた毎日に戻ることはできないのでしょうか？

先生、教えて下さい。

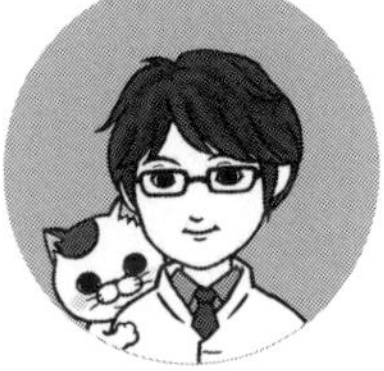

A2-1

「予期不安」からは抜け出すことができます。

パニック発作の恐怖体験が「予期不安」を呼び寄せてしまったのですね。非常に多く見られることです。とてもお辛い毎日かと思います。

一般的に予期不安は、パニック発作のコントロールとともに軽減していくことが多いのですが、今回のお悩みのように、病院で治療を進めているのに状況が改善しなかったり、悪化したりしてしまうケースもあります。

ただ、こういう場合でも、お薬だけではなく「認知行動療法」と呼ばれる治療法や、漢方薬での改善が望めるケースも多いので、どうか安心して下さい。

予期不安はパニック障害、パニック発作から併発することが多いとされています。

以前にパニック発作などを起こしたことがある方は、「もしこの状況でパニック発作が起きたらどうしよう」という恐怖を感じやすくなります。

ちょっと詳しく解説

それが広がっていくと、「もし何か（対処できない事態）が起きたらどうしよう」と一人で外に出るのが怖くなったり、そのうち衆人環境に出ていくことができなくなってしまうこともあります。

病院ではSSRI（選択的セロトニン再取り込み阻害薬）と呼ばれるお薬を使ったりして、治療に臨むことが多いです。

ただ、それでも効果が十分でなかったり、人によってはこうしたお薬に対しての精神的依存が起きたり、眠気やふらつきなどの副作用が起こったりすることもあります。

西洋医学的なお薬での治療は、きちんとお医者さんと相談しながら適正な量を使い、経過を見ていくことが大切です。

僕の健康相談では西洋薬を否定せず、必要のある場合は西洋薬も併用しながら漢方薬を用いたり、その人に合った生活養生を提案したりして、改善計画を一緒に考えていきます。

また、僕が必ずお話しするのが「予期不安は認知の歪みが起こしている」ということ。

人間は、健康な時は常に、自分の置かれている状況を主観的に判断しているものです。

でも、強いストレスを長期に亘って受け続けている時や、鬱状態に近い時などには、この認知に「歪み」が生じてしまい、不安感や自己否定感が強くなってしまうのです。

「認知行動療法」というのは、こうした歪みを正すのに有効な療法と言われています。

どういうものか？　簡単に説明しますと、気持ちが大きく動揺したり、辛くなったりした時に自分の頭に浮かんだ考えに目を向け、現実とどれくらい食い違っているのか、どれくらい過度に不安を覚えてしまっているのか、というのを検証しながら思考のバランスを取っていく、という療法です。

うん、これでもちょっとわかりにくいですよね。もう少しわかりやすく説明しましょうか。

冷静に考えれば異常な考えであることが当たり前のように感じられたり、当たり前の考えが異常に感じられてしまうのが、「認知の歪み」なんですね。

これが起こってしまうのが予期不安のメカニズム、と思っていただけるとわかりやすいでしょうか？

そして認知の歪みを作り出す原因は、やはり慢性的なストレスが最も大きなものである、ということからも、予期不安を消すためには受けているストレスケアが欠かせません。

漢方薬を飲むことでも予期不安を完全には消すことはできません。

漢方薬ができるのは予期不安が起きた時、不安に立ち向かうエネルギーをつけたり、落ち込んだ気持ちを持ち上げたりすることなど。

西洋薬も漢方薬も症状に対してケアをする力がありますが、結局の所、予期不安を起こさないようにするためには、原因を取り除き、前向きに毎日を楽しめるようにする、という生活作りが何よりも大切なことなのです。

予期不安で起こる不安に、一つずつ「大丈夫だよ」と優しく声をかけてあげること。

これも予期不安を消すための有効なトレーニングです。

いつでも安心した気持ちでいられるような生活作りは、予期不安脱却の土台として欠かせません。

予期不安を起こす自分を責めることなく、自分に優しい毎日を心がけてみて下さい。

Q2-2

不安や緊張を感じると、いつも動悸が起きて苦しいです。

もともと気が小さく、些細な物事にもオドオドビクビクしてしまいます。普通の生活でさえこのような有様ですので、何か本当に恐ろしいことや、不安を煽られるようなことが起こると、途端にバクバクと激しい動悸が襲ってきます。

多いのは、夜に眠っている時に物音がした時（あるいはしたような気がしただけの時でも）などに目がパッと覚めて、激しい動悸が起こります。

人の前に立つのもとても苦手で、一人娘の小学校のＰＴＡで発表を任せられた時にも激しい動悸が起き、全くしゃべることができなくなってしまいました。

滝のように汗をかいてしまい、周りの父母の方や先生にも大変な心配をおかけしてしまいました。

心理的なプレッシャーに弱いので、緊張や不安で毎回のように起こるこの動悸に悩まされ続けています。

私がこんな性格のせいで、一人娘も同じように内向的で気が弱く、いつもからかわれているということを聞き、なんだか申し訳なく、いたたまれない気持ちになりました。

こんなお母さんでもダメなところを克服できたのよ！という良い見本になりたいと願いつつ、色々な本を読んだり緊張しないようになるための講習に通ったりもしましたが、うまくいきません。

こんな私でも緊張や不安に強くなることはできるのでしょうか。

先生、教えて下さい。

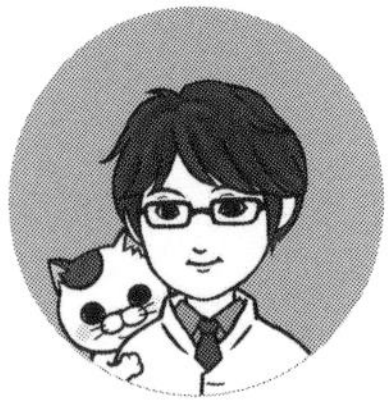

A2-2

「心」の弱さを鍛えることはできます。

東洋医学では「心《しん》」と呼ばれる部位が心《こころ》と心臓のコントロールをする、という考え方があります。

ご相談者様は、この心《しん》の働きが少し弱いのだと思います。

「心の強さ」を鍛えるというと、精神論みたいなものを想像しますよね。

でもね、そうではないんです。

思考を少しだけ変え、そこに養生や漢方薬を活かしてもらえれば、辛く耐え忍ぶようなことをする必要は無いんです。

誰にでもできますので安心して下さい。僕と一緒にやってみましょう。

「動悸」は「心悸」とも言われます。
運動時、飲酒時などにも動悸が起こることはありますが、あなたのように不安を感じた時に起こるのは、不安からの精神の緊張や興奮により、脈拍を調節している自律神経が乱れることが原因です。

ちょっと詳しく解説

主な症状としては、胸（心臓）がドキドキする、胸が苦しくなる、冷や汗が出る、など様々ありますが、いずれにせよ不安が引き金となって頻繁に動悸が起こる場合は、自律神経の乱れを整えることが、改善に必須となります。

東洋医学の考えですと、心因的な動悸を引き起こすのは、「心《しん》」という臓腑の調子が崩れた時だと言われています。

東洋医学における「心」というのは、心臓という臓器の働きをコントロールしている部位でもあり、また、人間の精神活動（意識、思考、記憶など）を支配している部位でもある、と考えられています。

そして「心」は、不安等のストレスを継続的に受けることで、機能が低下します。

拍動を行っている心臓機能の失調として「動悸」を起こすのと、精神活動のコントロール機能の失調として「動悸」を起こすのと、両方の原因が考えられます。

ちょっとわかりにくいと思うので、もう少しだけ東洋医学的な考え方について、詳しくお話ししますね。

東洋医学では、心などの臓腑（内臓）にエネルギーがきちんと流れなければ、正常な働きができなくなる、と考えています。

心を動かす栄養としては「心血《しんけつ》」という言葉が東洋医学にはあります。

心の機能が低下し、心血が生成ができず、不足が起こると、動悸や精神活動の不具合が起きます。

ですから、東洋医学的な治療方法としては、「心」の働きを整える漢方薬や「心血」を補う働きを持つ漢方薬を使います。

また、漢方薬以外にも、生活養生で不安による感情の興奮を抑えることも有効です。

例えば、心を養う働きのあるホットミルクや棗《なつめ》、れんこん、牡蠣、小麦などを食べる、というのも有効です。

これらの食材は、「養心安神《ようしんあんじん》」と呼ばれる作用を持ち、心の安定に役立ちます。

また、不安による動悸が起きた時には焦らないこと。

動悸は恐怖を煽り、ますますパニックを助長してしまいがちです。

そんな時は落ち着いて大きく深呼吸を繰り返してみて下さい。鼻で大きく息を吸い込み、ゆっくりと口から肺の中の酸素を吐き出す。

これにより心の状態を立て直すことができます。

精神の安定には「呼吸」がとても大切です。

繰り返し、不安による動悸を引き起こしてしまう方は、夜寝る前に五分でもいいので、瞑想の時間を設けてみるのも良いでしょう。

瞑想と言っても難しいことはありません。リラックスした姿勢で目を閉じ、頭の中を空っぽにして深い呼吸を意識する。これでOKです。

日常生活の中で、こうした深い呼吸を意識できるようになると、不安からの立ち直りが早くなり、動悸の頻度も減ることでしょう。

意識するだけで簡単にできると思うので、ぜひ取り入れてみて下さい。

Q2-3

常に最悪の結末をイメージしてしまい、不安で前に踏み出せません。

いつも何か新しいことを始めようとすると、最悪の結末をイメージしてしまいます。友人に相談すると、「慎重でいいんじゃない？」とか「石橋を叩いて渡るタイプなんだよ」と慰めてくれるのですが、踏み出したい気持ちはあるのに、この思考にいつも邪魔されるので、散々悩んだ結果、何もできないまま時間だけが過ぎてしまいます。

とりあえず、一歩踏み出さなければ何も始まらないと十分理解はしています。

準備に関しては、入念に情報を集めたり、必要な材料を揃えたりすることは、毎回万全にしているつもりです。

なのに、いざ始めようとすると、「もし○○になったら大変なことになる…」という、他人が聞いたら「さすがにそれはないでしょう」と驚かれるような、ネガティブな結末が頭に浮かんでしまうのです。

楽観的な人がとても羨ましく思います。

思えば昔から、何かを始めようとすると親に、「そんなのうまくいくはずがない」とずっと反対され続けていた記憶があり、最近では、これがこの思考の原因なのではないか、とも思っています。

なんとか前向きなイメージを持てるようになって、自分のやりたいと思ったことを思いっきりやってみたいと思います。

そんなことがこの私にできるのでしょうか…

先生、教えて下さい。

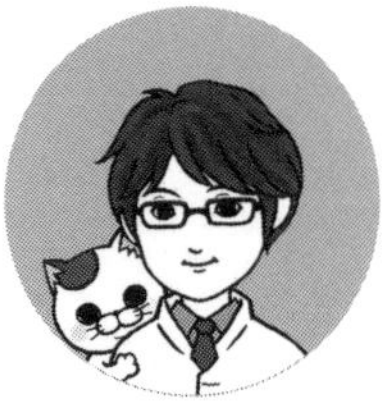

A2-3

結果のイメージは大切なものです。

ご相談者様はとても真面目で、ご友人が言うように慎重な方ですね。

「こうすればこうなるだろう」というイメージを持っておくことは、何かを始めようと思った時にはとても大切なことです。

無計画で「なるようになるさ」というのは、ただの「無謀」になってしまいますので、慎重に準備を進めていくことは正しい行為です。

ただ、ネガティブなイメージに囚われすぎてしまい、今回のように前に進めなくなってしまうのもまた、勿体ないですよね。

ポジティブイメージの作り方をお教えしたいと思います！

ちょっと詳しく解説

実は、こういった思考が定着してしまうのには理由があります。

多くは幼少期のご両親や教育者の教育方針に大きな影響を受けているケースです。

例えば、自分の成功体験を適正に評価してもらえなかった場合。

テストなどの挑戦すべきことに対し、「もっとできるはずだ」とか、「頑張りが足りないんじゃないの」など、到達できたことへの評価をしてもらえず、もっと高い結果を要求され続けてしまう、などがこれに当たります。

こうなると、「自分にはまだ足りないものが多い」「自分は褒められるに値しない」などと考えるようになり、自分自身を褒めるという「自己承認」がうまくできないまま大人になってしまいます。

すると、物事に対して悲観的に考えるようになり、「どうせやっても」という思いが起き、物事を始めようとした時に、ネガティブな結末ばかりをイメージしてしまいがちです。

幼少期の経験は非常に根が深く、一朝一夕にその思考から脱却するのは難しいものです。

ただ、自己承認は、しっかりと小さな成功体験を積み重ねていくことで、時間はかかるものの、高めていくことができます。

だから諦めることなんてありません。

ここまでの話をまとめてみましょうか。

物事を始めるに当たり、良い結末をイメージするためには、自己承認を高めることが必要、そして、自己承認を高めるには、小さな成功体験を積み重ねていけば良い、ということです。

では、小さな成功体験とはどういうものか？

どんなことでもかまいません。例えば、「いつもより早くお皿を洗う方法を見つけた」とか、「いつもより一〇分早くベッドに入ることができた」とか、本当に小さなことでOK。

ただし、それができた時には、大げさなくらい「よくできました自分」と声に出して自分を褒めること。

これを必ず実践してみて下さい。

そうすると、次第にではありますが確実に、「自分はできる」という認識が脳にインプットされていき、ネガティブなイメージが減っていきます。

これがまず第一段階です。何度も繰り返すことが大事です。

次に心がけて欲しいのは、「石橋を叩きすぎない」ということ。

事前の準備を完璧にしたい！という思いが強すぎれば強すぎるほど、イレギュラーな事態に直面した時にパニックに陥ります。

完璧などというものはそもそも存在しません。

ありもしないものを求めるからこそ、必要以上に自分の中でのハードルを高めてしまい、その結果が「最悪の結末」を連想することになってしまうわけです。

物事はまずは「何をしたいか」というコンセプトをしっかりさせたら、後は四の五の考える前に「とりあえず始める」ということが大切だと僕は考えています。

柱になるコンセプトだけはブレないようにし、後は動きながら情報を収集していく。

この方法が一番、余計な邪念が入りにくく、自分のやりたいと思ったことに素直に没頭できるやり方であり、実際に最も結果を出せる方法だと思います。

自己承認を高める積み重ねと、とりあえず動くという行動を心がけること。

これが僕がオススメする「最悪の結末イメージで動けない」からの脱却法です。

どうかあなたの人生を思いっきり楽しんで下さい。

Q2-4

過去のトラウマが頭から離れません。

過去に恋愛面でひどいトラウマを抱えてしまいました。

それからというもの、男性を前にするだけで体が硬直し、めまいや吐き気などを起こしてしまうこともあります。

自分にトラウマを植え付けた人が男性の全てではないことは、きちんと理解できているつもりなのですが、それでもつい男性を、同じカテゴリーの存在として見てしまいます。

実は、恋愛面だけではなく、家族関係など、他の人間関係においてもいくつかのトラウマがあり、年々人と接すること自体も苦しくなっています。

トラウマは消せない、と以前に本で読んだことがありますが、これは本当なのでしょうか。

増え続けていくトラウマに、押し潰されてしまいそうな気持ちでいます。

こんなに辛いのならば、いっそ自分なんて消えてしまった方がいいのでは、と思ったことも何度かあります。

トラウマというものに対して、どのように向き合っていけばいいのでしょうか。

我慢するしか無いのでしょうか。

できればより良い対人関係を、自ら精神的なストップをかけることなく、作り上げていきたいと思っています。

もし何か良い方法があれば、実践してみたいと思っています。

先生、教えて下さい。

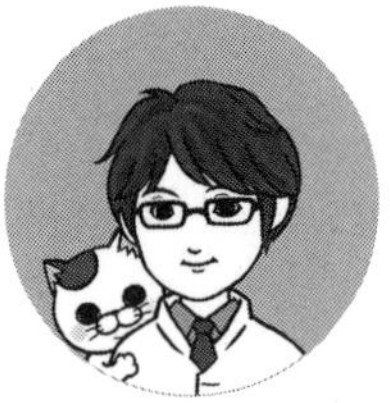

A2-4

トラウマはきちんと解決できます。

過去のトラウマに囚われて辛い思いをされていたかと思います。

これまでの研究では、「トラウマは消せない」「トラウマをどうにかしようとしてはいけない（放置が最適手段）」などと思われていましたが、近年の研究により、これが覆されています。

ですから、「抱えてしまったトラウマには生涯耐えていくしか無い」ということはありませんので、どうか安心して下さい。

具体的には、「認知心理学」を用いてトラウマを解決することができます。

詳しくご説明していこうと思います！

ちょっと詳しく解説

トラウマは、日本語では「心的外傷」と呼ばれ、心理学や精神医学で扱われるこころの疾患の一つです。

多くの場合、自分に降り掛かった事故や災害、虐待、あるいは身内の死など、「精神的に大きな衝撃」を受けたことがキッカケとなり、こころに深い傷が残ってしまうことと定義されます。

トラウマの厄介なところは、「克服したのかしていないのか」というのが非常にわかりづらいということ。もう克服した！と思っていても、あることがきっかけで、また蘇ることもあります。

そして、残念ながら病院には治すお薬がありません。病院で「トラウマを治したいので薬が欲しい」と言っても、治すためのお薬は、安定剤などを除けばまず出てきませんよね。

トラウマを抱えると、ついついそのトラウマから目をそらそうという脳の働き（これは回避行動と呼ばれます）が自然と起こりやすくなります。

これ自体は正常なメンタルの防衛反応なのですが、このことで積極性が低下したり、物事をネガティブに捉えてしまうようになったりしがちです。

これが幾度も繰り返されることで、非常に悲観的で積極性が持てず、自己否定感の強い性格へと傾いてしまうこともあります。

こうした状況にますます自己嫌悪に陥り、苦しみ続けるようになってしまうのが、トラウマの怖さと言えます。

今までは「トラウマを消すことは不可能」、「トラウマには触れない（放置した）方が良い」と言われてきましたが、近年は「トラウマの形を変えることで苦しみから脱却できる」という研究結果が次々と示されるようになってきました。

こうした考えに基づく治療法に用いられるのが、「認知心理学」と呼ばれるものです。

「トラウマの形を変える」というのは、言い換えれば「トラウマの記憶そのものを書き換える」ということです。

今までの研究では、トラウマを脳内から完全に除去することを目的にしていたのですが、認知心理学では、トラウマを別のものに書き換えるという、目的そのものを変えているのです。

具体的にはこのような流れで「書き換え」を行っていきます。

①あるトラウマがいつ生まれたのか（原因）を特定する
②その原因があなたの人生に与えた影響を再認識する
③トラウマの原因の「もう一つの面」を見る

トラウマの原因となるものが起こった時期とその影響を紙に書き出し、再認識した上で、例えば「ひどいことを言われてひどいフラれ方をしてしまった」↓「自分の悪いところがわかった。縁の無い相手であることが早い段階でわかった」といった、もう一つの面を見ることができたら、そこにきちんと「意義」を与えて下さい。

例えば「これがあったからこそ自分は○○できるようになった」という認識を持つ、ということが大切になります。

トラウマというのは「自分の認知」です。

だからこそ、自分でその認知の形を別のものに変えれば、トラウマを無くすことはきちんとできる、というわけです。

辛い経験を、認識を変えることで乗り越え、素敵な人生を歩んで下さいね。

Q2-5

誰かの不安を感じ取ってしまい、自分も辛くなります。

近くにいる家族や友人、会社の同僚などの悩み事や不安事を相談されると、その時から自分もその人と同じくらいか、あるいはそれ以上に不安になってしまいます。

昔からこういう特性が自分にはあり、職場で誰かが怒られている場面にいるだけで、自分も苦しくなったり辛い気持ちになったりします。

特にネガティブな感情をすぐに「受信」してしまうことで、すぐにこころのキャパシティオーバーになってしまいます。

ですから自分の方から積極的に相手の相談に乗るのも怖いし、正直、誰かに相談されるということがすごくストレスです。

でも、そんなことを言ったら冷たい人間と思われてしまうのでは…という怖さもあり、歯を食いしばって相談に乗っているような状況です。

もちろん、誰かの役に立つことは嬉しいし、誰かの力になれたら、という気持ちはあります。

でも、今は体が、こころがついてきません。

相手の感情を感じ取ってしまう自分の敏感さにほとほと嫌気がさし、頭がどうにかなってしまいそうです。

相手の持っているネガティブな感情を自分のところに伝染させずに、切り離せる方法は無いのでしょうか。

先生、教えて下さい。

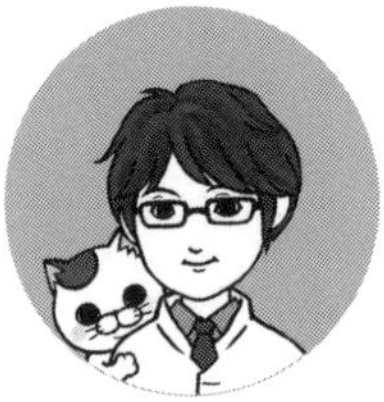

A2-5

「もらい病み」は優しい人の証拠。きちんと線を引く方法があります！

周囲の人の機微や、様々な変化を敏感に感じ取ってしまう人は、決して少なくありません。

特に、相手の感情を自分のもののように感じてしまうご相談者様はとても優しい人なんだと思います。

だから、そのことでどうか自分を責めないで欲しいと思います。

大丈夫、相手の感情を自分が抱えること無く、きちんと相談に向き合えるようになる方法があります。

「もらい病み」の対処法をしっかりと知って下さい！

他人の感情を必要以上に感受してしまう人は少なくありません。

誰かが怒られていれば自分も怒られているように感じてしまう、このように様々な他者の感情が自分のもののように感じられてしまうのは、ひとつの「特性」と言えるでしょう。

ちょっと詳しく解説

最近では、感受性が強く、普通の人にとっては小さな刺激だったとしても、それを過剰に感じてしまう人のことを、「ハイリー・センシティブ・パーソン（ＨＳＰ）」と定義しています。

ＨＳＰは決して病気ではなく、「人一倍繊細」という、持って生まれた個人の性質にすぎないのですが、世界の人口のおよそ二〇％ほどもいる、と言われています。

ＨＳＰの特徴を挙げてみますと、物事を深く考えすぎてしまう、人の感情や顔色を気にして自分の考えを隠す、小さな五感への刺激にも敏感、他人と長く一緒にいると疲れてしまう、辛いニュースでメンタルが持っていかれてしまう、ストレスからの回復が遅い、一人でいる方が落ち着く、直感が鋭い、などというものがあります。

三〜四個以上当てはまるようであれば、ＨＳＰの気質があるかもしれません。

ただ、繊細さというのは、前向きに捉えれば、常人が気づくことのできないようなものに気づくことができるという長所なのですが、その繊細さ故に気疲れしてしまいやすかったり、気がつくと人や光、音、匂いなどの外的な刺激を避けたりしてしまう、ということもあります。

事実ＨＳＰの人は、「神経質」「心配性」「内気」「堅物」などとネガティブな評価を受けてしまいやすい傾向にあります。

「もっと肩の力抜けよ」とか「考えすぎじゃない？」などという言葉が、こころをますます憂鬱にしてしまいがちです。

ですから、あなたがもし、他人の感情を感受してしまいがちで、衆人環境にいると疲れたり苦しくなったりしてしまうという時には、いくつか覚えておいて欲しいことがあります。

まずは、「自分がどうしたいのか」という自分の中からの声に耳を傾けること。自分の本心を偽ること無く、他者よりも自分の思いをきちんと優先させて下さい。

次に、周囲の感情を感受しすぎないように、きちんと境界線を引くこと。

周囲でネガティブな感情が放出され始めたらトイレに立つ、とか、他人との距離感は、仕事ではここまで、といった線引きを自分で決めておくと良いでしょう。

更に、必ず「一人になれる時間」を作ること。何をするかはあまり問題ではありません。ぼおっとするだけでもOKです。とにかく周囲の声をカットし、自分だけの時間を作ることが、こころのケア時間として非常に大事です。

そして最後に、「自分にとって心地良いと感じることができる環境を見つけておく」ということ。毎日の刺激で疲れてしまったこころをゆっくりと休めることのできる場所を見つけておくことは、とても大切です。前述した一人の時間を「どこで過ごすことが最も効果的か」ということまで考えておけば、その効率が高まります。

繊細で、誰よりも他者の機微に気づくことができるあなたは、とても優しい人です。

その性質を悩んでいる誰かに活かすために、こころが少し疲れやすい自分の性質を理解し、こまめなリフレッシュを心がけることで、「もらい病む」ことは少なくなるはずです。

コラム ❷

不安やパニックを解消する漢方薬

神経興奮を伴う不安やパニックの場合、東洋医学的な分類で言うと「肝」の失調を疑い、ケアしていきます。

常にイライラしており、更年期障害のような不定愁訴（日替わりで変わるような沢山の不調を訴える）の場合は、「加味《かみ》逍遙散《しょうようさん》」や「抑肝散《よくかんさん》加陳《かちん》皮半夏《ぴはんげ》」などが一般的に使われます。

カルシウムの摂取や、鮮烈な香りを持つ野菜や果物もオススメです。

また、予期不安のように、起きてもいないことに関しても四六時中不安を感じてしまい、動悸などが起きてしまう人は、「心」の失調が起きていると考えますので、不安から神経が揺さぶられるのをケアしてくれる「帰《き》脾湯《ひとう》」や「甘麦大棗湯《かんばくたいそうとう》」などが効果を発揮するでしょう。

くるみやナッツ類、棗《なつめ》などをおやつ代わりに食べるのも、「心」を落ち着けてくれる一つの良い方法です。

第3章
無気力・鬱

食欲が無くなり、
どんどん痩せて
しまいます。

朝起きた時から
だるさが続き、
体を動かせ
ません。

自分なんて
消えてしまえば
いいのに、
と思って
しまいます。

とにかく
やる気が起きず、
一日を無駄に
過ごして
しまいます。

物事に
集中できず
物忘れも
激しいです。

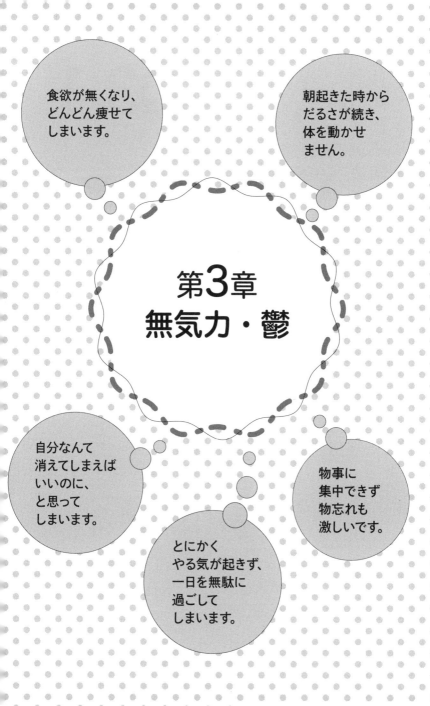

Q3-1

朝起きた時からだるさが続き、体を動かせません。

二年ほど前から、朝起きた時からずっとだるく、起き上がるのにものすごく体力を使うほどです。

最初は一過性のものかな…と思っていたのですが、いつまでたっても改善する気配がなく、朝、出勤するまでがどんどん辛くなっていきました。

かかりつけの内科にかかっても特に異常は見つからず、紹介された心療内科に行ったところ、「軽度うつ」という診断を受けました。

二種類のお薬をいただき、飲み始めたところ、幾分良くなった気はしますが、やはり朝のだるさはとれません。

会社に行って仕事を始めると、午後にかけて次第に元気が出る傾向にあり、夜に家に帰る頃には、逆に「寝たくない」という気持ちになり、ついつい夜ふかししてしまいます。

そうなると、翌日にはまた、だるさでいっぱいの朝を迎えることになり…

眠れないわけではないのですが、まるで夜行性の動物のように、夜にかけて元気になってしまうというのは、何か原因があるのでしょうか。

もともと夜型で、眠るのは一時か二時位になっているのですが、この生活が悪いのでしょうか。

できればお薬を飲まずに、朝スッキリと目覚められるようになりたいな、と思っています。

先生、教えて下さい。

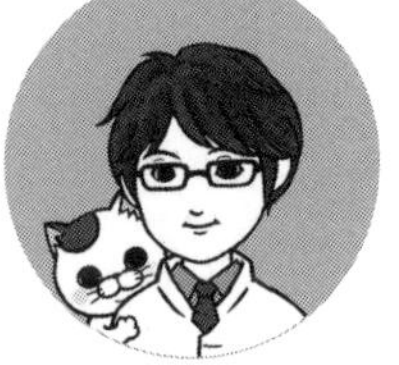

A3-1

自分にとって最適な生活リズムを見つけることで、解決できます！

人間は本来他の多くの動物と同じく、陽の光を浴びて活動し、日が暮れるとともに睡眠に入る、というリズムを持っています。

ただ、近年の社会構造の変化により、遺伝構造の変異した「夜型人間」さんが現れている、という話もあります。

しかし、朝のだるさに襲われてしまうというのは、やはり今の生活がご相談者様に合っていないのだと思います。

自分に合ったリズムの見つけ方をお教えしたいと思います。

朝起きられず、起きられたとしても強いだるさが続いてしまうようなタイプの多くは、起立性調節障害や昼夜逆転、睡眠障害などを原因としています。

これは、生活リズムの乱れに起因する場合もありますし、病気が潜んでいるケースもあります。

ちょっと詳しく解説

病気でないとしても、体質として「病態」である場合もあります。

いずれにせよ、こうした朝が辛いトラブルが長期で続いたり、次第にひどくなっていく場合には、まず病院での検査をオススメします。

ここで内臓や脳の異常が見つかれば、それに対しての治療を行う必要があります。

ただ、病院で異常が見つからない場合も多々あります。

例えば、学業についていけない、仕事のプレッシャーや対人関係に悩んでいる、など心身にプレッシャーがかかっている場合でも、こうした症状が起きます。

会社や学校に行こうとすると、腹痛、頭痛、吐き気などが起こるのがこのタイプです。

この場合は、こうした原因と向き合い、環境を変えるなど対策を講じる必要があります。

真面目で神経を使いやすい人に多いので、この場合は「行かなくてもいいよ」くらいの気持ちでいると改善することがあります。

同様に、生活リズムが狂っている場合は、夜早く寝て朝も早く起きる、陽の光を浴びて起きる、夜の強い光源（スマホやＰＣ）は寝る一時間前には遠ざける、など、体内時計のリセットを行う生活リズム作りが有効です。

しかしながら、メンタルストレスや生活リズムには該当する問題が無いのにもかかわらず、こうした悩みが起こる場合があります。

これは、東洋医学では「フクロウ型体質」と呼ばれる特殊な病態の場合があります。

フクロウ型体質というのは、特に体の代謝に問題があるもので、朝が非常に苦手ですが、日中、特に午後三時以降になるとだんだん元気になってくる、というのが特徴です。

代謝を改善する漢方薬の服用が非常に有効な場合があります（この漢方薬は固有の体質を見る必要がありますので、専門家にご相談下さいね）。

西洋医学的な解析では、鉄欠乏性貧血や起立性調節障害がこのフクロウ型体質とリンクする場合があり、鉄剤の服用や良質なタンパク質の摂取などで改善する場合もあります。

いずれの場合でも知っておいて欲しいのは、「だるいのはいつもあなたが悪いわけではない」ということ。

もちろん生活習慣の乱れなど、ご自身の生活リズムに起因している場合は直せばいいのですが、体質的なことで自分の気合いだけではどうにもできないことが、世の中には多々あります。

なんらかの病態がある場合は、きちんと専門家が見れば対策が取れます。

でもそれを「気合いが足りない」とか「もうちょっとしっかりしなさい」などという、誰かの精神論で片付けようとしてしまえば苦しいだけです。

物事には必ず原因があり、それを改善すれば解決できるものばかりです。

今回の「フクロウ型体質」などというのも、知らない人がほとんどですよね。

でも専門家に相談すれば、原因があることに気づけるし、自分を責める必要もなくなる。

大切なのは、一人で抱え込んだり、精神論を押し付けてくる人に流されて「自分のせい」だと思い込んだりしないこと。

だから迷わず、専門家や専門機関に相談するようにして欲しいと思います。

Q3-2

食欲が無くなり、どんどん痩せてしまいます。

もともとは、健康診断で肥満と指摘されてしまうくらいの体格でしたが、職場の人間関係でこころを病んでしまい、そこから物が食べられなくなってしまいました。食べることが大好きだったのですが、気持ちが常に憂鬱で、食べ物を見ても美味しそうだなと感じることができず、実際に口に食事を運んでも、無機質で美味しいと感じることもできなくなってしまいました。

ピーク時から比べると、一年ほどで一〇キロ近く体重が落ちてしまいました。

今の体重は、平均体重からすると適正なくらいなので良いのですが、食事が満足に摂れない分、常に体には力が入らず、頭はぼおっとしている感じです。お菓子なら口にすることができるので、どんどん栄養のバランスが崩れてきているのは実感しています。

職場での人間関係は、人の入れ替わりがあるので良くなることもあるのですが、もともと人付き合いが苦手な自分の性格に問題があるせいか、新しい人が来るだけで、すごく疲れてしまいます。

このまま体重の減少が止まらなければ、更に体力が奪われて、仕事が手につかなくなってしまうのでは、という恐怖感があります。

今の環境で何か改善のためにできることは無いのでしょうか。

先生、教えて下さい。

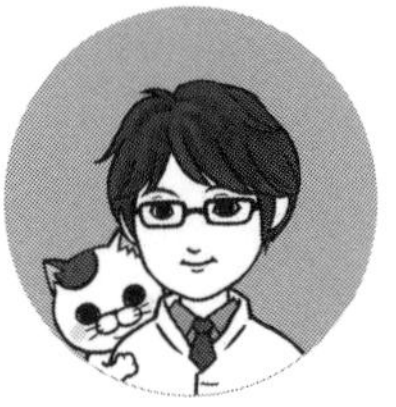

A3-2

東洋医学の考えで問題が起きているメカニズムを解析しましょう。

対人関係でこころが疲れてしまい、そこから食欲を失ってしまう…

こうしたケースは非常に多いものです。

しかし、こうした状況には、西洋医学のお薬はなかなか上手に作用させることが難しいと思います。

そこで、東洋医学の考えに基づき、五臓六腑のどの部位に負荷がかかり、食欲を失ってしまったのか、ということをしっかりと解析することで、漢方薬を適正に選び、改善することができます。

東洋医学の長所を活かせる分野のお悩みだと思います。

今回のご相談のように、心理的なストレスで心が疲れてしまい、それが胃腸系にまで及んでしまった状態を、東洋医学では「心脾両虚《しんぴりょうきょ》」と呼びます。

「脾」というのは、消化器系の働きをコントロールする部位として考えられており、胃腸機能もここに属します。

ちょっと詳しく解説

消化、吸収、排泄までの一連の生理機能を担う脾の働きにより、摂り入れた飲食物から心身の栄養物質となる気《き》や血《けつ》を作る部位として考えられていますので、脾が働かなくなってしまうと、食欲不振など、消化、吸収に不具合が出てきてしまいます。

一方で心《しん》は、東洋医学では精神活動をコントロールする部位として考えており、具体的には意識、思考、記憶などの活動を支えている、とされます。

ですから心《しん》の失調により、不安や焦燥感が増したり、ネガティブな思考に支配されたり、物忘れが増えたりという失調が起こります。

そして厄介なことに、この「脾」と「心《しん》」には非常に密接な関連があり、片方が調子を崩してしまうと、もう片方の調子まで崩してしまう可能性が高くなります。

思い悩むことや心配事が多くなると食欲が無くなる、というのは誰しも経験があるかと思いますが、これが長期化し、慢性体質になってしまったのが、心脾両虚という状態です。

この状態を改善するためには、まずは心配事（心への負荷）を減らす、あるいは遠ざける、という努力が必要です。

また、胃腸の機能を回復させようと、無理に栄養のあるものを食べたり、「体重が減るのが怖いから、食べたくないけど無理にでも食べなくては」と考えたりするのはＮＧです。

もともと消化や吸収の機能が落ちているところに、精のつくものを、と無理に脂っぽいものや味の濃いものなどを摂ってしまうと、逆に胃腸機能に負荷を与えてしまいます。

それよりも、消化に良く、胃腸に優しい食べ物を摂ることを心がけ、ゆっくりとよく噛んで食べるようにして下さい。

焦る気持ちはわかりますが、体重計に毎日乗って体重の増減に一喜一憂するのも、体重減が続いている時には、控えた方が良いでしょう。

体作りは少しずつ、時間をかけて行うもの。

短時間では成し遂げられない、ということをまず前提として頭に置いておくこと。

前向きにしっかりと諦めることで、受け入れて開き直ると、そこから前に進めるようになります。

心の重荷を降ろして毎日の食生活を正すこと。そして何よりもたくさん笑うこと。これで心脾両虚は改善に向かっていくものです。

それでも、胃腸機能が先天的に弱い人もいるし、なかなか改善が進まないという人もいるでしょう。

そんな時、心脾両虚の体質にはきちんと漢方薬があり、良く効きます。

次第に体重が減っていくという恐怖感は大きなものでしょうし、先が見えなければ人は不安になります。

だからこそ僕はいつも「きちんと積み重ねていけば大丈夫だよ」ということを笑顔で伝えられたら、と思っています。

どんな病態も、原因を知れば必ず突破口が見えてくるものです。

良かったら僕と一緒に前を向いて、一つずつ良い習慣を積み重ねていきましょう。

Q3-3

物事に集中できず物忘れも激しいです。

まだ四〇代ですが、最近物忘れがとにかくひどいです。

加えて物事に集中することができず、いつも散漫な状態で、職場や家庭でもミスを連発するようになりました。

大きなストレスなどを抱えているというわけでもなく、慢性的な病気で治療をしているというわけでもありません。

ですから、病院に行ってもこれ、という診断を下されることもなく、「更年期ですかね」とか「まあ年齢でそういうこともありますよ」とか、そんな言葉だけで帰されてしまいました。

もともとの性格としてクヨクヨしやすく、不安に感じると些細なことでもすぐに色々と調べてしまったりするところがあり、今のこの状態が不安でたまりません。

若年性の認知症なのでは？　とか、いつか車の運転などでとんでもない事故を引き起こしてしまうのでは？　とか、そんな不安が収まりません。

どこも悪くない、という診断で本来なら安心しなくてはいけないと思うのですが、解決法の無い今の状態がすごく辛いです。

このまま私はどうなっていってしまうのか？　これを考え始めると、特に夜に不安になり、ますます物事に手を付けられなくなってしまいます。

なんとか改善することはできるのでしょうか。

先生、教えて下さい。

A3-3

「心血不足」という解釈で改善するための漢方薬があります。

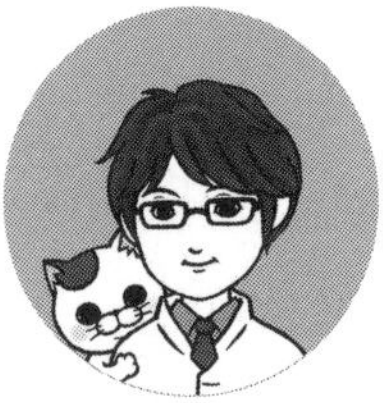

ご相談者様の状態は、東洋医学の言葉で言うところの「心血不足《しんけつぶそく》」という状態ですね。

確かにお医者さんにかかっても、物理的な異常などを見つけることはできないと思いますので、お薬は無いでしょう。

心血とは「心を動かす栄養」という解釈をしてもらうといいと思います。

これを補うための漢方薬がきちんとあります。

詳しくお話ししましょう。どうか安心して下さいね。

あなたのお悩みは、東洋医学で言うところの「心血不足《しんけつぶそく》」という病態に分類することができます。

「心血」というのは精神活動に栄養を送るもの、あるいは栄養そのもの、というように考えていただけると良いと思います。

ちょっと詳しく解説

心血がしっかり脳に巡ることで、感情や意識、思考力や集中力といった精神活動は、正常になされるようになります。

反対に、この心血が不足してしまうと、物事に集中できなくなる、頭の回転が遅くなる、記憶力が低下する、などの不調が起こります。

まさに今回のお悩みそのものですよね。

心血不足は、こうした精神活動にも様々な不具合を生じますが、放置して慢性化してしまうと、不安で夜に寝付けなくなったり、認知行動に障害をきたしてしまうこともあります。うつ病や認知症などの原因にもなりかねませんので、できれば早めのケアが求められます。

ではなぜ、心血は不足してしまうのでしょうか？

実は、最大の原因は「思い悩むこと」なのです。

些細なことでも不安を感じたり、必要以上に情報を検索して、余計に不安を募らせてしまったり…。

このような行動を繰り返すごとに心血は消耗し、いつしか不足してしまうことになります。

ですから、まず心血不足を改善したいのであれば、「不安を減らす」ということが大切になります。

ただ、口でそう言うのは簡単ですが、不安を減らすというのは、そんなにたやすくできることではありませんよね。

ですから、まず始めていただきたいのは、「不安を助長するような行為を止める」こと。

答えの出ないネット検索で自分の不安をどれだけ検索しても、「ひょっとして私の状態はこれかも」と余計に不安が募るだけで、決して安心は得られません。

なので僕は、まずこうしたご相談に対して、「自分の不安事に対して（検査などをしないと確定できないものについては）検索禁止」と指示させていただきます。

これで実は、余計な不安を自分で作り出すことは、かなり抑えられるのです。

情報社会というのは、膨大な情報をスマホ一台で簡単に得られる素晴らしい時代ではありますが、だからこそ、根拠の無いデマや信憑性の低い情報までもが氾濫してしまっているという側面もあります。

どうしても検索したいのであれば、「自分の解決できない悩みを解決してくれる人や場所を検索する」という、前向きな解決に向けての検索にすると良いでしょう。

例えば、内臓の不調に対して、実際に見もしないで「○○病」かも、というのは、あまりにも拙速ですし、不確実極まりないですよね。

だからこそ、自分に何が起きているのかは、必ず専門機関や専門家に相談をすること。

そこから得られる確かな情報こそが安心を生み、心血の消耗を減らしてくれることでしょう。

僕は無責任な「大丈夫」が嫌いです。

きちんとお話を伺い、状況を確認し、自分の手で解決に導くことができると思えた時にだけ、「大丈夫」という言葉を使うように心がけています。

それくらい悩める人は安心を求めて「心血」を消耗し続けているものですから。

Q3-4

とにかくやる気が起きず、一日を無駄に過ごしてしまいます。

「無気力症」というのでしょうか。

何をするにも気力が湧かず、何もできません。

ダラダラと時間が流れていくのが嫌で嫌でたまらないのですが、どうにもできません。

家族は心配の声こそかけてくれるのですが、家事も満足にできない自分に対して、「もう少し頑張って欲しい」という気持ちがあることをやはり感じます。

そうするとどんどん自分はダメな人間だ、という負の感情の波に飲み込まれてしまいます。

最近まではそれでも、「なんとか頑張らなくちゃ」という気持ちで、やれることをやってはいたのですが、ここのところは「中途半端にやってもどうせ認めてもらえない」というネガティブな思いに支配されてしまいます。

今の自分が本当に嫌いです。

もともとは体力こそありませんでしたが、自分でやることを見つけては、積極的に誰かのために動くことを心がけていました。しかし、少し自分の限界を越えて精神を病んでしまってからというもの、ずっとこんな感じです。

「家に閉じこもっていないで外に出たらいいんじゃないか」と優しい夫は気を使って言ってくれるのですが、その外に出る気力が湧きません。

まさに八方塞がりのこの状況を、どうにかできるのでしょうか。

先生、教えて下さい。

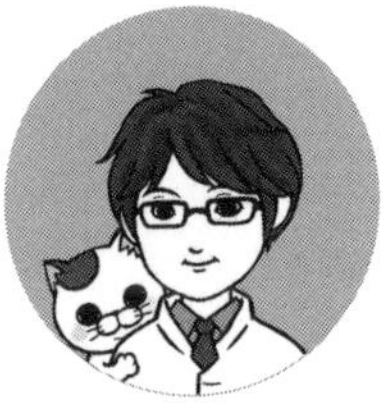

A3-4

全ては「気のせい」と考え、自分を責めないで下さい。

動こうという気持ちがあっても、体もこころも前に進まないもどかしさ。とても辛いと思います。

実はこれは全て「気のせい」です。

ただちょっと待って下さい。この「気のせい」というのは、一般的に使われる「あなたの思い違い」という意味では全くありません。

体とこころを動かす「気」に異常が起きている、という意味での「気のせい」です。原因がわかっていれば、きちんと解決できます。

そのもどかしさからの脱却法を、お話ししたいと思います。

やる気や気力というものを、人は精神的なものとして捉えがちです。

「やる気が出ないのは気合いが足りないせいだ」と他者に責められることで、「自分はダメな奴なんだ」と自分を責めることになりますよね。

でもね、これは多くの場合で間違いなんです。

ちょっと詳しく解説

東洋医学の「気」の概念は、体を動かすエネルギーであると同時に、こころを動かすエネルギーでもあります。

つまり、やる気が起きない、気力が湧かないというのは、この「気」が不足している「病態」であり、その人の精神的なものではないケースが多いのです。

でも他者に、精神的な弱さや自分の覇気の無さを責められれば、そうした病態であるという認識に至りませんし、そもそも多くの人は、こうした東洋医学の考え方を理解していませんよね。

だから、無理して足りない気を使って、体に負荷をかけ続けてしまう。

「動けないのは自分が悪いんだ」と思いながら。

これはすごく悲しいことです。

だからこそ知って欲しいのは、「気が不足する」ことで、人はやる気も気力も失ってしまう。そして気の不足した病態は、「気虚《ききょ》」という名がついており、定義されているので、東洋医学ではしっかりと改善する方法がある、ということです。

気を補うためにできる生活習慣としては、次の三つがあります。

①まず何よりも無理をせずしっかりと休む、睡眠を取る

気虚の方は疲れやすく、無理がききません。だからこそ人より早い時間に寝たり、しっかり休息を取ったりすることを心がけて下さい。

②お腹に優しい食事の摂り方を意識する

気は飲食物から作られます。だからこそ消化に良いものをゆっくり、よく噛んで食べることが大事です。こってりガッツリの料理の方が元気が出そうな気がするかもしれませんが、胃腸に負担をかけると、気虚の方は余計に疲れてしまいがちなので、注意して下さい。

③深い呼吸を意識する

気を生み出すためには、飲食の他にも「呼吸」が大切です。

人は疲れている時やストレスが大きくなった時に、自然と呼吸が浅くなります。

東洋医学では、深い呼吸により気が作られ、呼吸が悪くなると生み出される気の量も減ると考えられています。

だからこそ、自分のやる気や気力に問題が生じているな、と思った時には、意識してこまめに深呼吸をしてみて下さい。

ここまでの生活習慣を心がけた上で、それでもやる気や気力が湧かない、という時は、漢方薬を試してみて欲しいと思います。

漢方薬には、気を補う「補気薬《ほきやく》」というカテゴリーのお薬がたくさんあります。これらから自分に適した漢方薬を選んで服用することで、気を効果的に補うこともできると思います。

気の不足はあくまでも病態として認識すること。自分のせい、としないこと。

余計な思い込みや考えすぎで、ますます気は消耗してしまいます。

きちんとした生活習慣と、場合によっては漢方薬で、しっかりと改善できるという前向きな期待を胸に、どうか毎日を楽しくお過ごし下さいね。

Q3-5

自分なんて消えてしまえばいいのに、と思ってしまいます。

先に申し上げておきたいのは、毎日に何か不満やストレスがあるわけではないということです。

でも、ある時フッと「自分なんて価値が無い」「自分なんて消えてしまえばいいのに」と思うことがあります。

この気持ちは一瞬で消えてしまうこともありますし、数日、場合によっては数週間、続くこともあります。

なぜこんな気持ちになるのか、それがわかりません。

でも毎日が当たり前のように過ぎていく時や、毎日がルーティンのようになり、全く変化を感じない時などに、起こりやすい気がします。

会社勤めは今年でちょうど二〇年になります。

この二〇年で結婚もしませんでしたし、子供もいません。

そういう寂しさもあるのかもしれません。

これ！という趣味もありません。強いて言えば、読書をしている時に、楽しいと感じるくらい。

私はこのままでいいのかな？将来一人で生きていけるのかな？

こんな不安を感じているからこそ、空虚な気持ちが湧いてくるのかな、と思っています。

私はどういうふうに考え、生きていけばいいのでしょうか。

先生、教えて下さい。

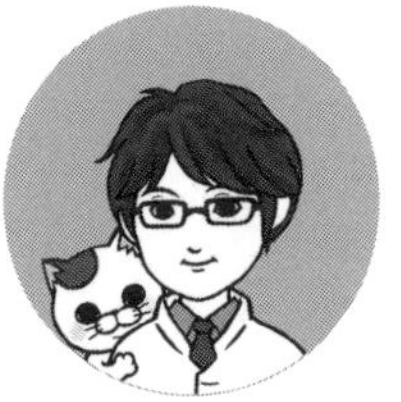

A3-5

自分の人生の不安に対する向き合い方を知りましょう。

「こういう生き方でいいのかな」「他の人は自分より楽しく生きているように見える」こんなふうに人はどうしても思いがちですよね。

他者との比較を無意識のうちに行っていると、こういう思いが起こります。

自分の人生は自分で決めるもの、それはわかっているけれど、その道が正しいのかと一旦悩み始めてしまうと、思考が止まらなくなったり、気持ちが空っぽになったりしてしまうこともあります。

自分が生きている価値をどうやって自分の中で定めていくか。

僕の考えをお話しさせていただきますので、良かったら聞いて下さい。

ちょっと詳しく解説

人が「消えたい」とか「死にたい」と考えるというのは、「生きることが苦しみや辛さに満たされている」ということなのです。

人はもちろん死んだことがありませんよね。

それゆえに死の恐怖は想像することしかできないのですが、死へのストレスというのが通常は最も強いものであるのにもかかわらず、その大きなストレスを超える辛さがそこに存在している（と認識している）というのが最大の問題となります。

生きていることの喜びと死の恐怖、この生死の価値観が逆転してしまい、「死んだ方が楽」という結論に至るのが、「消えたい」「死にたい」という思考が現れる状況です。

自分の精神や存在が消えてしまえば、今現在の辛く耐え難い感情や思考から永遠に解放される、つまり楽になれる、あるいは救済される、という思考に陥るということです。

救済の選択肢が他には無いという心理、これはとても辛いことですよね。

しかしこれは、裏を返せば、他に救済方法を見つければ良い、ということにもなります。

つまり、「どういう方法でもいいから楽になりたい」というのが真実でしょう。ですから、理論的には死にたいと思うほどのストレスを解決、あるいは減弱させることができれば、このような思考からは解放されるというわけです。

大きくストレスを感じてしまう人の特徴として、「自分は何をやってもうまくいかず、周囲に迷惑をかけている」「自分は生きている価値が無いのだ」と思い込み、生きていること自体が苦痛になるような、どちらかといえば真面目で完璧主義の方が多く、自己肯定感が出づらくマイナス思考が強くなりがちです。

この結果、脳内では、「自分はダメな人間だ」とか「みんなに嫌われている（笑われている）」とか「何もできない無力な人間だ」とか、こんな言葉が自らを厳しく責め立てます。

こういうのを「自動思考」と呼びます。

周りから責められることもダメージになりますが、何よりも自分自身を責めてしまうのが、最もダメージの大きいものです。

そういう時の対策として、自己攻撃を止め、自分自身の味方をしてあげることが、何よりも大切です。簡単に言えば、自分自身を許して許容する、ということですね。

自分のこころに向かって言ってあげて下さい。

「今まで辛くしてごめんね。あなたは誰にも遠慮せず生きてていいんだよ」

これだけでもこころは救済されます。

そして、次に自分自身の存在を認めてあげること。

「幸せになる権利はもちろんある」「自分がしたいことをすればいい」「自分は自由なんだよ」あなた自身があなたの味方になってあげ、許容してあげて下さい。

最初はなかなか自分の中に響いていかないでしょう。

でも、自分とこころは不可分の存在です。続けていけば、次第にあなたのこころはその状態に慣れて、思考もポジティブなものに置き換わっていきます。

言葉には言霊があると言われます。こころで思ったり口に出したりした頻度と回数により、自分の中で次第に真実性を持つようになります。

ネガティブな言葉ではなくポジティブな言葉を、繰り返してみて下さい。

コラム
❸

無気力や鬱を解消する漢方薬

無気力症状が出ている時は、体に「気」が不足している状態ですので、気を補う補気《ほき》剤を使っていくと良いでしょう。

食欲不振の方には「補中益気湯《ほちゅうえっきとう》」や、お腹が弱くすぐに下痢になってしまう人には「参苓白朮散《じんりょうびゃくじゅつさん》」等がオススメです。

鬱症状が出ている人の場合は、気だけではなく体の血液などの栄養物質も減少していることもありますので、気を補いながら血も合わせて補っていくことのできる「十全大補湯《じゅうぜんだいほとう》」を用いたり、お腹が弱く、ストレスのために気持ちが前に出ていかないような人には、「桂枝加竜骨牡蛎湯《けいしかりゅうこつぼれいとう》」を使ったりすることもあります。

無気力も鬱も「気合い」でなんとかなるものではありません。なぜならその「気」自体が不足しているからです。

ゆっくり休んで、気を補う漢方薬でじっくり気を蓄えていきましょう。

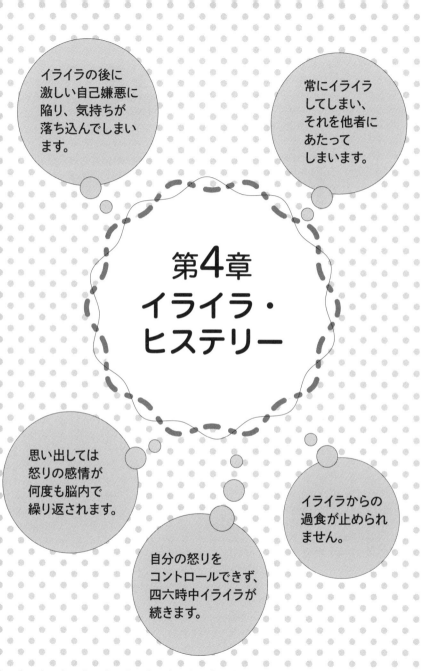

第4章
イライラ・ヒステリー

イライラの後に
激しい自己嫌悪に
陥り、気持ちが
落ち込んでしまい
ます。

常にイライラ
してしまい、
それを他者に
あたって
しまいます。

思い出しては
怒りの感情が
何度も脳内で
繰り返されます。

イライラからの
過食が止められ
ません。

自分の怒りを
コントロールできず、
四六時中イライラが
続きます。

Q4-1

常にイライラしてしまい、それを他者にあたってしまいます。

小さな子どもが二人いる主婦です。

上の子は五歳、下の子はまだ三歳のイヤイヤ期真っ只中。

夜泣きで睡眠時間を削られることこそなくなりましたが、とにかく二人共元気いっぱいで家の中で大騒ぎ。

親としては子どもが元気にすくすく育ってくれるのは嬉しいものなのでしょうが、
正直、毎日があまりに目まぐるしく、主人も仕事で帰りが遅いために、ついついイライラが募ります。

そして、このイライラを自分の中で消化することができず、子どもや主人、果ては友人にまでぶつけてしまいます。

良くないことだな、というのは当然わかっているのですが、このイライラの持って行き場が定まらず、触れるものみな傷つけるナイフみたいになっています。

子どもも私のイライラをぶつけられると、精神的に不安定になるのがわかりますし、主人も遅くまで働いて帰ってきて、いきなり私にイライラをぶつけられることで、険悪なムードになることが多く、夫婦の会話も少なくなっています。

友人もイライラまじりの愚痴ばかり聞かされて辟易したのか、最近はランチのお誘いも来なくなってしまいました。

全てが悪い方向に進んでいますが、どうしたらいいのかわかりません。

先生、教えて下さい。

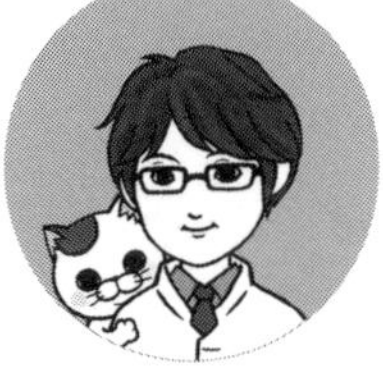

A4-1

「あなただけのストレス解消法」を持ちましょう。

二人のお子さんをほとんど一人で毎日育てておられることに、本当に頭が下がる思いです。

毎日お疲れさまです。でもお母さんが体調を崩してしまえば、家は全く機能しなくなってしまいますよね。

イライラの「解消法」をうまく行うことで、ストレスの蓄積〜爆発を防いでいきましょう。

ただ、イライラ解消法には、多くの勘違いがあります。

正しいイライラ解消法を解説していきますので、参考にしてみて下さい。

自分のイライラを他者にあたってしまうというのは、確かにあまり良い結果にはつながりませんので、対策を講じる必要がありますよね。

そもそもイライラを他者にあたってしまうという状況がなぜ起こるのか？ということを考える必要があります。

ちょっと詳しく解説

まずあなたは、他者に過度に期待してしまっていませんか？

期待というのはどうしても、勝手にかけて勝手に裏切られてしまうことの多いものです。

「これくらいはできて当然」という「期待」に対して、それが自分の思う通りにいかないとイライラしてしまいますので、悪い意味ではなく、人に期待をしすぎないことは大切です。

そしてもう一つ、「自分の中でイライラを消化できていない」という可能性もあります。

あなたは、これをすればイライラが解消できる、というものを持っていますか？

持っていない、というのもやはり良くないのですが、持っているわよ！と自信満々だったとしても、ちょっと注意が必要です。

実は、イライラ解消に役立つと言われているものの中には、ストレス解消にはならず、それどころかイライラを増幅させてしまうものもあるのです。

まとめてみましたので、まずはご覧下さい。

イライラ解消に役立つもの

睡眠、読書、入浴、映画で涙を流す、笑う、歌を歌う、一人旅など

イライラ解消に役立たないもの（余計にイライラする可能性あり）

暴力、暴飲暴食、散財、徹夜で騒ぐ、深酒、喫煙など

いかがでしょうか？

役に立たないストレス解消（だと思っていたもの）をしてはいないでしょうか。

イライラ解消！と言いつつ、体やこころに負荷をかけることをしがちなのですが、こういうたぐいのものは、逆効果になる可能性が極めて高いです。

物を叩いたり壊したりなど、怒りや暴力に訴えるような行為は、基本的にＮＧです。

ただ、例えば「プチプチを潰す」のように、一定のリズムで静かに潰したりするのは、精神鎮静の作用があるとされ、実はストレス解消に効果的です。

また、実はあまり知られていないのですが、ゲームも、ジャンルによってはストレス解消になります。

シューティングゲームやアクションゲームのような、爽快感を感じられるものもストレス解消になりますし、ＲＰＧや恋愛ゲームのように、疑似人生を体感できるものもまた、非現実感がストレス解消につながるとされています。

ただ、ゲームでのストレス解消での落とし穴は、やりすぎてしまうこと。目の疲労をためるほどの長時間のゲームでは、イライラを助長する可能性があります。

また、いわゆる「課金ゲーム」も止めておいた方がいいでしょう。

暴飲暴食や散財と同じように、ストレス時の精神状況ですと、異常に課金してしまったりすることで、後悔やイライラが増す可能性があります。

ストレスを他者にぶつけないようにするためには、まず第一に自分の中で消化できるようにする必要があります。

そのためには「適正なストレス解消法」を見つけること。

適正なストレス解消法は、「静かに自分だけの時間を楽しめる行為」です。

無茶をして大騒ぎしたりしなくても、効果的にストレスを解消できますよ。

Q4-2

イライラの後に激しい自己嫌悪に陥り、気持ちが落ち込んでしまいます。

ここ数年、常にイライラしています。

もちろん、イライラして周りに当たり散らすという行為自体、決して褒められたものではないと自覚しているのですが、それ以上に、イライラした後に、自分がおかしいのではないかと思ってしまうことに、自分でも驚くくらい気持ちが落ち込みます。

「またやってしまった」「なんで自分はいつもこうなんだろう」という激しい自己嫌悪と、その後にやってくる落ち込みにこころが疲れてしまいます。

そんなのは自業自得だろう、ならばもっとイライラしないように心がけるべきだ、というのはごもっともです。

でもそれが自分にはできない。

自分の感情の起伏のあまりの大きさに、自分自身がどうしたらいいか全くわからず、ただただ日々イライラし、その後にやってくる自己嫌悪と気持ちの落ち込みに、じりじりとこころを削られています。

自己嫌悪と気持ちの落ち込みの時には、「自分なんていない方がいいのではないだろうか」とか「周りの人の迷惑になるなんて自分はクズだ」とか、かなり極端な思考が湧いてくるようになり、最近は自分自身に恐怖を感じることすらあります。

アンガーマネジメント、という怒りのコントロールについての本を読み、やってみましたがうまくいきません。

この感情の波をコントロールする方法はあるのでしょうか。

先生、教えて下さい。

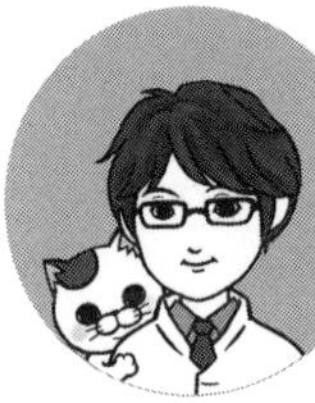

A4-2

感情の波は「肝」の病態という解釈でケアできます。

感情の起伏が激しくてコントロールできず、苦しんでいる人は多いです。

ご相談者様のように極端な思想が出てきたりして、実際に自分を傷つけてしまうような事態に発展したお話も少なくありません。

自分自身にイライラして自己嫌悪を抱えてしまう悪循環ですね。

こうした感情の起伏の波が大きい状態は、東洋医学では「肝」の病態として捉えることができます。

肝という部位の失調が、こうした感情の制御機能を失わせているという考え方で、きちんと対策も講じることができますよ。

イライラした気持ちでヒートアップした後に、その反動のように気持ちが落ち込んでしまう、というお悩みは大変に多いものです。

これは、東洋医学の考えに照らし合わせてみると、わかりやすいと思います。東洋医学の病態として「肝鬱気滞《かんうつきたい》」というものがあります。

ちょっと詳しく解説

肝という部位は、東洋医学における五臓の一つで、体内に気血《きけつ》と呼ばれるエネルギーや、血液といった重要な栄養素を新陳代謝させる機能を持っています。

肝鬱気滞というのは、この「肝《かん》」が失調してしまうことを言い、感情のブレーキが効かなくなることでイライラが止まらなくなる、精神のバランスが崩れてしまうことで猛烈な怒りやイライラの後に落ち込みが出る、などという状態になりがちです。

これは、西洋医学的に言えば、「自律神経失調症」のようなものです。

肝という部位が失調してしまう原因ですが、肝はとにかく「ストレス」に弱いという性質があります。

継続的にストレスを受け続けていると、次第に肝が傷み、前述したような症状が現れます。

ですから、あなたのように、イライラからのジェットコースターのような気持ちの落ち込みを防いでいこうと思った場合は、前項でお話ししたストレス発散に役立つものを生活に取り入れ、その上でストレスから距離を取ることが求められます。

ストレスというのは蓄積する性質を持っており、小さなストレスでも、それが毎日毎日積み重なっていくことで、次第に体を蝕みます。

特にストレスによる刺激を受けやすいのは肝ですが、その他の五臓のうち「心」や「脾」などといった部位にも、ストレスの蓄積による失調は起こるので注意が必要です。

肝へのストレス軽減は大切なことですが、ストレスを0にするというのもまた、難しいと思います。

そうした時には、傷んだ肝の働きを改善する方法を試してみて下さい。

肝は「酸味」と「香味」を好みます。

例えば、お酢や柑橘類などを積極的に摂ると良いでしょう。

また、セロリやパセリなどの鮮烈な香りを持つ食材も、肝の機能を回復させる力があるとされます。

更に、気持ちがすっとするような香りもまた有効です。

柑橘系の香りやハーブ、アロマなど、気持ちをリラックスさせるような香りを使ってみると良いでしょう（苦手な人は無理しなくて大丈夫です）。

その他にも、肝の働きには血液の貯蔵を行ったり、筋肉の働きをコントロールしたりする、というものがあります。

たちくらみやめまいといった貧血症状が現れたり、筋肉の過緊張状態（過剰なコリや張りなど）が起こっている場合も、肝の失調が現れている可能性があるので、注意が必要です。

これらの症状も、肝のケアという点では変わりませんので、同じ対処法が使えます。

気持ちの波が激しく、安定しないというのは、肝特有の失調です。

イライラしたり、落ち込んだりといったことが目まぐるしく起こる時には、「おかしくなったんじゃないか」と気落ちするのではなく、「東洋医学的な失調で解決法がある」と前向きに考え、向き合うと良いでしょう。

有効な漢方薬もきちんとあるので、どうか一人で抱え込んだり、考えすぎたりしないで下さいね。

Q4-3

イライラからの過食が止められません。

職場での人間関係（長年ずっとネチネチと嫌味を言い続ける大嫌いな上司がいます）で常にストレスを抱えています。

イライラして会社を出ると、家の最寄り駅のコンビニで食べ物をごそっと買って帰宅。

そしてそれを、食べきるまで延々と食べ続けてしまいます。

完全な過食状態です。

その上司が直属になってからのおよそ三年で、体重は一〇キロ以上増えました。

先月の健康診断では血糖値とコレステロール値の異常を指摘され、精密検査で脂肪肝であることもわかりました。

年齢も四〇代ですので、まさに生活習慣病まっしぐらになっている気がします。

原因が夜の過食であることはもちろんわかっています。

でも、それをしないとストレスは発散できず、翌日仕事にも行けません。

働かなくては食べていくこともできませんし、そのためには食べてストレスを発散し、力をつけていくしかないんです。

選択肢が無い以上は、病気になってもこれを止めるわけにはいきません。

こんな思いでいるので、病院でも「処置無し」とさじを投げられています。

私はどうすべきなのでしょうか。

そんなことを思うとまた何かを食べなくては…という思いになります。

先生、教えて下さい。

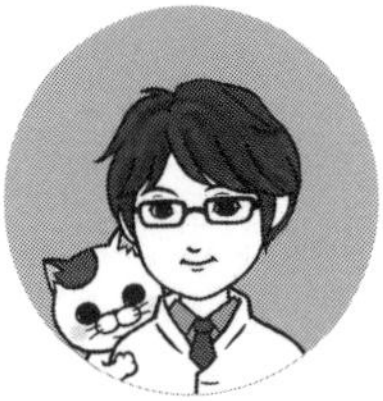

A4-3

過食では、そもそもストレスは発散できるどころか、溜まる一方なんです。

「どこにも行きようがない」という辛いお気持ち、お察しします。

でもね、大前提をあえて覆させて下さい。

「過食ではストレスは減るどころか増大してしまう」のです。

食べてストレス発散、というのはそもそも間違いなんです。

ですから、ご相談者様のストレス発散のための行動は変えなくてはいけませんし、変えることときちんと対策することができます。

「食べること」以外できちんと効果のあるストレス発散方法をお教えしますね。参考にしてみて下さい。

イライラからの過食、このパターンになっている人は大変多いのではないでしょうか。

こうした摂食障害を起こしてしまう人は、ストレスの逃げ道を過食に求めてしまうのですが、残念ながら過食という行為は、逆にストレスを助長させてしまうことになります。

ちょっと詳しく解説

そもそも食事という行為は、食べた時には幸福感が高まり、リラックスするための副交感神経が優位になりますが、その後に消化が始まると、交感神経が優位になり、体は興奮状態になってしまいます。

寝しなにものを食べて寝ると睡眠の質が落ちてしまうのは、これが原因です。

つまり、過食によりストレスが発散できるというのは、間違いということになります。

また、ストレスを抑えるセロトニンという物質があるのですが、これを作るには、トリプトファンという、原材料となるものを食事から摂取する必要があります。

トリプトファンは、バナナ、大豆食品、乳製品、ごま、ピーナッツなど様々なものに含まれていますが、過食に走る人の大半の食事は、お菓子だけとか、炭水化物ばかりという、栄養バランスの崩れたものばかり。

栄養の偏った食生活でトリプトファンが不足し、セロトニンが減れば、ますますイライラするようになるという悪循環に陥ります。

栄養の偏った過食を続けている限り、イライラは止むどころか、ますます増悪する可能性がある、ということなのです。

また、摂食障害に陥る人に多く見られるタイプは、実は完璧主義で真面目な人が多いという統計があります。

「自分の理想に合わないといけない」→「理想に合わない」→「ストレスいっぱい」→「過食」という悪いサイクルが起こりやすくなります。

ここで多くの人が間違ってしまうのは、こうした状態を「まず止めなければ」と思ってしまうということ。

「過食をやめる」→「理想の自分になる」→「自分に自信ができる」→「痩せた自分が積極的に人に関わる存在になれる」。

このように考えることが多いはずですが、これは間違いなのです。

なぜかと言うと、これでは、「まず止める」という一番難しい問題がクリアできない限り、前に進めないようになってしまっているからです。

実は、正解は「逆」なのです。

「まずは人と積極的に関わる」→「自分に自信が出てくる」→「理想の自分に近づく」→「気がついたら過食が無くなっていた」。

この様になるのが正しいサイクルなのです。

「直そう」という意識は、ストレスがかかり続けている状況下では最も難しい問題であり、ストレスを感じながら、唯一のストレス解消法であると思っていたことも止めなくてはいけない…となると、余計にストレスがかかってしまいます。

そこで、まずはストレスのもとになっていたものから改善していくのです。

そうすれば「自然に過食が消えた」という状況につながっていくのです。

あるいは、別のストレス発散の方法を見つけていくのも、もちろん有効です。

このように、人はついつい難しい問題を一番最初に持ってくるという性質があります。

ぜひ、この「順番の見直し」を試してみて下さい。

Q4-4

自分の怒りをコントロールできず、四六時中イライラが続きます。

「アンガーマネジメント」という言葉がありますよね。

私はこれが壊滅的にできません。

「今ここでイライラしたら後々厄介なことになる」というのはわかるのですが、感情の、特に怒りのコントロールが全くできません。

相手が誰であっても、イラッ！　ブチッ！　となったらもうダメです。

視界が真っ赤になるような感覚が起こり、自分の感情を相手に全てぶつけるまでは止まりません。

実はこれで今まで会社を二回辞めています。

プライベートでも、損をしたことは数え切れないくらいあります。

最初は「自分の感情に素直なのはいいことだよ」と言ってくれる友人もいるのですが、私の激高している様を目の当たりにすると、「ちょっと…抑えた方がいいかな」と意見が変わります。

それくらいひどいです。

性格的に曲がったことが大嫌いで、マナーを守らない人、ルールを破る人に対しては、どうしても我慢ができません。

相手が見知らぬ人であっても言葉が飛び出してしまいます。

私はこの先、一体どうするのが正しいのでしょうか。

先生、教えて下さい。

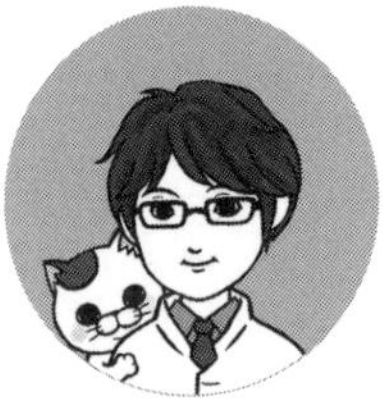

A4-4

怒りのメカニズムを頭で理解しておきましょう。

「怒ってはダメだ」ということはわかっている、ということですよね。
でも止まれないのは、怒りを「感情」で制御しようとしているから。
怒りは感情で制御しようとしてもうまくいきません。
怒りを制御するためには、怒りの「メカニズム」をきちんと理解することが必要です。
なぜ怒るのか？ なぜ止まれないのか？ どうすれば止まるのか？
安心して下さい。全てを理解すれば、きちんと止まり方がわかるようになりますよ。

ちょっと詳しく解説

「アンガーマネジメント」という言葉があります。

言い換えれば「怒りのコントロール方法」という意味です。

そもそも、怒りやすい人は、なぜ怒りやすいのでしょうか？

その最大の原因を一言でお答えすれば、「生まれ育った環境」です。

例えば、幼少期にずっと親に怒られ続けてきた、という人がいるとしましょう。

おそらくその方は、「すごく嫌な思いをした」と思っていることでしょう。

だからこそ、自分の子どもには同じ思いをさせたくない、と切望していることと思います。

でも、気がついたら親と全く同じ怒り方をしていた、ということはありませんか？

これは、理屈ではなく、そのような「クセ」が染み付いてしまっているのです。

ただ、こうしたクセの全てを忌み嫌う必要はありません。

よく、怒りをぶちまけた後にひどい自己嫌悪に陥って、「自分なんている価値が無い」と落ち込んでしまう人がいますが、クセは個性であり、まして幼少期に植え付けられたクセは、ご本人にほとんど非は無いのです。

上手に付き合っていけばいいんです。

そこで僕がお届けしたい、怒りという感情との上手な付き合い方は、次の三つ。

①怒るという行為自体を否定しない

怒りは「こころの風邪」のようなものと僕は相談時にお話ししています。

風邪を引いた時には、体が熱を出して悪いものを追い出そうとしますよね。こころでも同じように、怒りにより溜まったストレスを放出しようとしている、と考えてみて下さい。

だからこそ、怒りを抑えようとするのであれば、風邪の予防と同じように、その根底にあるネガティブな感情を取り除く努力が求められるということなのです。

そしてそれが難しい状況であれば、「今の自分は怒りが出やすいので気をつけよう」という意識を持つこと、常に冷静に自己認識を行っておくことは、怒りのコントロールに非常に有効なのです。

②「怒るべきところ」と「怒る必要の無いところ」を切り分ける

あなたが怒る価値のあるケースというのはどんな時でしょうか?

「子供は朝になったら起きて学校に行かなくてはいけない」「夜は早く寝なければいけない」など、「〜しなくてはいけない」が、あなたの考えているものから逸脱した時に、イライラしたり、怒りが起こったりしやすいと思います。
ならばその中で、相手の取る行動を、あなたが許容できるレベルと許容できないレベルに日常から細分化しておくと良いでしょう。

③怒りの感情を上手に相手に伝える

理不尽な要求に対してただ怒りを募らせるのではなく、状況をしっかりと相手に伝えた上で、「その要求は自分には無理です、このようにしていただけますか」と提案で返すと良いでしょう。

怒りに任せて「やればいいんでしょ！」となる前に、現実的な対応を要求する方が、よほど後で怒りを溜めずに済み、問題の解決にもつながります。

いかがでしょうか？ このように「怒りを理解する」ことを試みて下さい。

Q4-5

思い出しては怒りの感情が何度も脳内で繰り返されます。

思い出し笑いという言葉がありますが、私はこの怒りバージョンが度々起こります。腹が立った経験が頭の中で急にフラッシュバックのように蘇り、その時と同じようにまたムカムカしたり、イライラしたりしてしまいます。

特にタチが悪いなと思うのは、それがすでに解決しているものであっても、何度も頭の中に蘇るうちに、「やっぱり許すのを止めよう」という思いが湧いてきてしまうことです。

自分の性格は、それほど怒りっぽい方だとは思いません。

むしろ我慢強く、言いたいことを我慢してしまう方だと思います。

自分の中では、「仕方ないかな」と一度許容したことが繰り返されるのは、なんとも不快で気持ちの悪いものです。

脳に何か異常があるのかもしれない、と精密検査をしてもらいましたが、特に異常は無し。お医者様からは、「できるだけ楽しいことを考えて生活して下さい」と言われただけ。

それからは、楽しいことを考えなくてはいけないと思って毎日生活しているのですが、この「思い出し怒り」が起こると、途端に怒りの感情で全ての思考が邪魔されてしまい、他のことが手につかなくなります。

最近特に起こる回数が多く、なんだか疲れ果ててしまいました。

どうすれば、この思い出し怒りの回数を減らすことができるのでしょうか。

先生、教えて下さい。

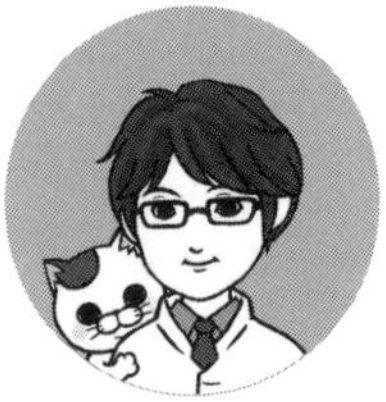

A4-5

感情の処理がうまく行っていない可能性が高いですね。

思い出し○○は、確かに起こった時と同じくらいの感情のインパクトを脳に再び与えるもの、と言われています。

できればネガティブな感情の繰り返しは、減らしたいですよね。

繰り返し怒りの感情が湧き上がるというのは、怒りの感情の「処理」がご相談者様の中でうまくできていない可能性が高いです。

繰り返しが起こるたびに、自分の中ではしっかりとそれを終わらせたつもりでも、できていなければ、再び感情がリフレインされてしまいます。

感情の処理方法をお教えしますので、ご活用いただければと思います。

人間の脳には「忘却」という便利な機能があります。

ただ、その機能とは別に、「思い出す」という機能もまたあります。

性格もあると思いますが、過去にされた嫌なことや腹立たしいことをなかなか忘れることができず、ふとしたきっかけでその時の記憶が蘇り、辛い気持ちや腹立たしい気持ちが再び起きてしまう人は、少なくないと思います。

ちょっと詳しく解説

こういうタイプの方は「感情の持続性がある人」として言い換えることができます。

過去に起こった感情をいつまでも記憶しており、同時に過去に起こったことだけではなく、未来にどうしてやろうという、いわゆる「負の感情の報復」を常に考えてしまうタイプに多い傾向があります。

残念ながら、これはあまり人生において良い結果を生みません。

こういうタイプの方には、大切なのは過去でも未来でもなく、「今」であるということをまずは意識して欲しいと思います。

「思い出し怒り」などの負の感情で悩まないようにするためには、何よりもこの「今現在のことだけを考える」ということが大切なのです。

対策としては、まず愚痴や他者の悪口を言うのを止めましょう。

思い出し怒りなどの負の感情の持続化をしやすい人は、いつまでも過去のことをひきずりますので、どうしても文句、愚痴、陰口などが多くなる傾向にあります。

こうした行為は自分の記憶を何度も何度も呼び起こすことになるので、できる限り口にしない努力をすべきです。

また、過去や未来のことを考える時には、できるだけ楽しいことなど、正の感情を呼び起こすものにしましょう。

思い出し◯◯という行為は、過去に起こったその時のこころへのインパクトを、ほぼそのまま繰り返してしまうという研究があります。

つまり、負の感情を繰り返し思い出せば、こころがそのたびに傷つきますが、嬉しかったこと、楽しかったことを繰り返し思い出すクセをつければ、自然と気持ちが前向きに、元気になることができます。

今この瞬間に目を向けるという行為は、「マインドフル」と呼ばれますが、今にフォーカスしながら、できる限り楽しい感情に目を向けることを、併せて行っていきましょう。

これできっと、思い出し怒りに悩むことは減ると思いますよ。

また、余談になりますが「思い出す行為」のもう一つの上手な使い方としては、勉強の効率を上げる、というものがあります。

教科書を読んだり、問題を解いたりするだけでは、記憶の定着はなかなか進まず、勉強の効率が上がりません。

そんな時に、「前回の授業で何を習ったか」を思い出すという時間を、五分でいいので設けてみると良いでしょう。

思い出すという行為は、記憶を定着させる力がありますので、前回の授業のみならず、例えばセミナーを受けて帰ってきたら、その夜に今日習ったことを思い出してみて下さい。

その日に習ったことの定着度が大きくアップすることがわかっています。

「思い出す」行為で悩むのではなく、生活を豊かに楽しくするために、活かしてみていただければと思います。

コラム
❹

イライラやヒステリーを解消する漢方薬

イライラや怒りの感情が抑えられないのは、東洋医学では「肝鬱気滞《かんうつきたい》」、あるいは「肝火上炎《かんかじょうえん》」などという病態として表します。内臓を分類した五臓のうち、「肝」と呼ばれる部位に失調が起こるのが原因です。肝は主にストレスで失調してしまう性質を持ち、この肝を元気にする漢方薬が有効です。

神経質にカリカリしてしまう方にオススメの漢方薬は「加味逍遥散《かみしょうようさん》」などで、体は虚弱なタイプでヒステリックに怒りを抑えられない方には「抑肝散加陳皮半夏《よくかんさんかちんぴはんげ》」などが有効です。

更に、体にエネルギーが溢れているタイプで、四六時中怒りが抑えられず、顔を真っ赤にして怒鳴ったり目を充血させたり、血圧も高くなるようなタイプには「黄連解毒湯《おうれんげどくとう》」などがよく使われます。

同じイライラでも、タイプの違いにより使う漢方薬は全く異なるので、上手に使い分けることで、イライラから脱却することができます。

第5章
その他のこころの不調

他人からの評価が
気になって仕方が
ありません。

対人関係で
すぐにマウントを
取られて
しまいます。

完璧を
追い求めてしまい、
いつも苦しいです。

自分の
コンプレックスで
常に辛いです。

他者と自分を
すぐに比較しては
落ち込んで
しまいます。

Q5-1

対人関係ですぐにマウントを取られてしまいます。

対人関係がとても苦手です。

もともと気が弱いというのもあるのですが、幼少期に父親に怒鳴られたり殴られたりしたことがトラウマになっています。

とにかく強い口調で怒られたり恫喝されたりすると、心臓がバクバクしてしまい、頭が真っ白になってしまいます。

精神的にすぐにマウントを取られてしまい、無理難題を押し付けられてしまうことばかりでした。

「そんなのできるわけない」「断らなくちゃ」こんな風にいくら思っても、「わかったな！」と大声で言われると、何も言えなくなってしまいます。

もちろん無理難題なので、できるわけもなく…

その後は、「できると言っただろう！　何をやっているんだ！」と、完全に精神的なマウントを取られている状況からの理不尽な叱責が、必ずと言っていいほど続きます。

毎日がこんな感じですので、もうこころも体も疲れ果ててしまいました。

勇気を持って、できないことを「できない」と言える人をとても羨ましく思います。

相手の目を見て声を出す練習をしてみたり、大きな声にひるまないように練習をしてみたり…色々と試みてはみましたが、どれほど練習したり準備したりしても、やはりいざ大きな声で怒鳴られると、どうしてもダメです。

私は一体どうすれば精神的に強くいられるのでしょうか。

先生、教えて下さい。

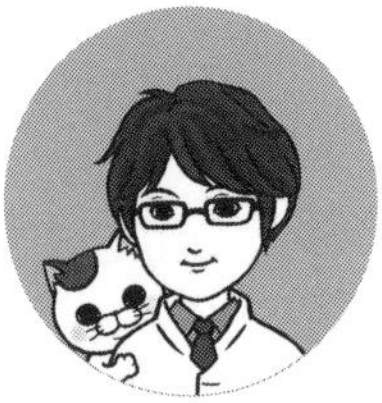

A5-1

マウントを取ってくる人の「本性」を見抜きましょう。

自分自身を強くしよう、という努力を尊敬します。

でもね、自分自身をどれだけ鍛えても、幼少期にトラウマが植え付けられてしまっている場合は、自分の努力で乗り越えることは難しいものです。

ですから、そういう時は目線を変えてみて下さい。

自分自身を強くするのではなく、「相手の本性」を見抜くべきです。

なぜ相手はご相談者様を強い口調で恫喝してくるのか？

その裏にあるものを知れば、自ずとご相談者様のこころは精神支配から逃れることができます。

ちょっと詳しく解説

基本的に、人に対して強い口調で恫喝してくるような人間は、あなたの精神を支配しようとしてくる特性を持っています。

こうした人間に対して、真っ向から向き合ってはいけません。

攻撃的にあなたに精神的マウントを取りに来る人間の目標は、あくまでもあなたに恐怖を与え、冷静な判断を失わせることで、自分の優位に物事を進めることです。

それに対して、あなたが負けずに立ち向かえるのであればいいのですが、それが難しい場合は、基本的なスタンスは「逃げること」です。

例えば、森の中で腹を空かせて獰猛になっているクマに遭遇したとします。

その状況であなたが「落ち着いて下さい」「話せばわかります」と言ったところで、状況は改善しませんよね。

あなたの本能が絶対的に目の前の人間を拒否して「逃げろ!」と叫んでいるのなら、あなたはその言葉を絶対に無視してはいけません。

本能ほど当てになるものはありません。

もしあなたが「でも会社組織に属していないとお金を稼ぐことができない」という意識に

囚われているのなら、今は煩わしい人間関係に振り回されることなく、十分在宅で仕事を請け負い、お金を稼ぐことができる時代です。

例えば、エクセルやワードなどの外注仕事は、ネットで簡単に手に入れられます。

エクセルやワードの技術が無い…という方も大丈夫。プロ並みの技術は求められていない、少し手間がかかるだけの単純な作業はたくさんありますので、それこそちょっとYou Tubeなどで使い方の動画を見て勉強するだけで、できるようになります。

だから、苦手な対人関係の中、無理してでも働かなくてはいけないという意識から、解放されてもいいと思います。

あなたの人生はあなたの生きたいように生きるべきですし、今はそれができる時代です。

このことをまずは忘れないでいて下さい。

そしてもう一つ、言っておきたいことがあります。

あなたに精神的なマウントを取ろうと恫喝してくる人間の「本性」についてです。

こうした精神的プレッシャーを執拗にかけてくる人間は、実は「とても怖がり」であるケースが多いのです。

そう、一言で言えば「臆病者」なんです。

正論を言うといきなり怒り出したり、常に精神的な圧力をかけようとする人間の根底には、自分自身に対しての自信の無さがあるものです。

だから虚勢を張っていないと自分が保てない…そんな残念な人です。

あなたへの「攻撃」が、実は自分自身の弱いアイデンティティを守るための行動であると思ったら、どうでしょうか？　なんだか可哀想だなと思いませんか？

対人関係のコツとして、「なぜこの人は（自分には理解できない）こんなことを言うんだろう」とあなたが思った時には、他者の深層心理を考えてみると良いです。

そしてそのほとんどが、こうした「弱い自分を守るためのリアクション」であることを知っておくと良いでしょう。

昨日まであんなに怖いと思っていた人の正体を知った途端に、きっと怖がったり怯えていたりした自分がバカバカしくなると思います。

人間はそんなに強くないものです。どうかそれを知って心穏やかにお過ごし下さいね。

Q5-2

他人からの評価が気になって仕方がありません。

異常なくらい他人の目が気になってしまいます。

電車に乗れば、「今日のファッションは他人から見ておかしくないかな」とか、「汗の匂いで嫌がられているんじゃないかな」とか、次から次へと周りが自分に対して持っているかもしれない何かしらの（ネガティブな）感情を想像してしまい、どっと疲れます。

会社に行ってからもこの状況は延々と続き、「自分の仕事ぶりはどう思われているのだろうか」とか、自分の仕事が終わっても「こんなに早く帰ったら後で陰口を叩かれるのでは」などと考えてしまい、とにかく仕事を終えて家に帰ってくると、信じられないくらいこころも体もクタクタになってしまいます。

ようやく誰かの目から逃れられる、家での一人の時間を手に入れることができても、疲労困憊で何もできないままバタンキュー…そしてまた一日が始まる。

この繰り返しです。

小さい時からこういう傾向にあるのですが、小学生の時の担任の先生から「外に出たら常にあなたは他人に見られていると思いなさい」とお説教を受けた時から、こんな感じになってしまった気がします。

他者が自分のことを常に見ているなどということはないのだろうと、頭では理解しているのですが、どうしてもこのクセが抜けず、苦しい毎日です。

何か良い方法はありませんか?

先生、教えて下さい。

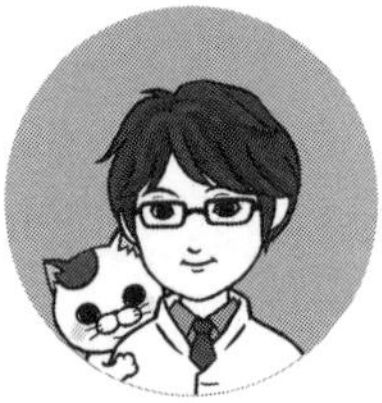

A5-2

大切なのは、自分で自分を評価できるか、です。

他者の目や評価が気になる、こういうお悩みは大変多いものです。

実際、僕自身がこういうタイプだったので、気持ちはよくわかります。

解決方法としては、まず「他者が自分のことを見ている確率はどれくらいなのか」ということを、きちんと数字で知ると良いでしょう。

その上で、大切なのは他者からの評価ではなく、自分で自分を評価できるかということ、と知って下さい。

他者の評価が気になる人は、自分の評価が苦手な人です。

ですから、自分の上手な評価の方法をお教えしたいと思います。

まず第一に、他者からの評価が気になるということ自体は、「至って正常」なのです。

ちょっと詳しく解説

こうした感情は、「承認欲求」と言われ、マズローの五段階欲求と言われるものの中で、生理的欲求、安全欲求、社会的欲求に続く、四番目に強い欲求であるとされます。

ただ、こうした感情が強くなりすぎるのは、やはり問題です。

他者からの評価が気になって自分の言動に制限がかかったり、自分自身はこういう人間だ、と勝手なイメージ像を作り上げてしまったりして、他者からの評価に振り回されてしまいます。

そもそも、他者はあなたに驚くほど関心を持っていません。あなたの思っている一〇〇分の一くらいしか、他者はあなたに興味が無いことを認識して下さい。

人は基本的に自意識過剰な生き物であり、他者からの評価が絶対であると思いがちです。

でも朗報です！それは完全な間違いなんです。

なぜなら、人の評価というのは非常に不安定なもので、あなたが他者を気にして必死に築き上げてきた評価なんて、簡単に覆ってしまいます。

気にしても仕方のないもの、ということなんですね。

他者からの評価を過剰に気にしてしまう人の特性として、「自分自身に自信が持てない」というものがあります。

これは、自分自身を褒めることができずに育ってしまうことが、大きな原因とされます。

では、どのようにすれば他人の評価を気にしないで済むようになるのでしょうか。

まずは、自分自身の能力を伸ばすことを心がけましょう。

同時に、その過程で、少しでも前に進んだら、それを一つずつ褒めることを忘れずに。

こうやって、毎日少しずつ自分自身を評価していくことを繰り返します。

そして、「他者はあなたのことを全然気にしていない」ということを胸に刻んだ上で、「みんなに好かれようとなんて思わない」ということも、常に意識して下さい。

どんな環境においても、あなたのことを好きでいてくれる人、好き嫌いの感情を持たない人、そしてあなたを嫌う人（生理的理由や波長の違いなど説明できない理由もあります）が一定数存在するのです。

これは、あなたがどのように振る舞おうとも大きくは変わらないということが、様々な心理学的な統計にも表されています。

こうした意識を持って、少しずつ他者からの評価を気にしないためのトレーニングを積んでいくことが大切です。

そして、これらを実践しながら、最後に心がけて欲しい最も大切な考え方をひとつ。

それは「あなたがどう生きたいか」をしっかりと持つ、ということです。

人は個人個人が自分の価値観を持って生きていますよね。

だから、その価値観が合わない人を疎んじたり批判したりしがちです。

でも大切なのは、異なる価値観の他者に否定されることで考え方や生き方を変えるのではなく、あなた自身がどう生きたいのかをしっかりと定め、ブレずに生きることだと思います。

どう生きたいか、どうありたいかということを定めるのは、難しいことではありません。

あなたの人生を楽しく前向きに、充実させるために、何をしていきたいかということを、素直に書き出してみて下さい。それでＯＫなのです。

そうして生きていれば、次第に他人の評価を気にすることは無くなっていきます。

他人の価値観など気にせず、あなたはあなたの生きたいように生きればいいんですよ。

Q5-3

他者と自分をすぐに比較しては落ち込んでしまいます。

自分なりに毎日頑張っているつもりではいます。

でも、いつもその後に、「あの人だったらもっとできるのでは…」とか、「あの人と比べたら私のしていることなんて意味の無いことなのかもしれない」などという思いが、出てきてしまいます。

こうなると、自分のやっていることがとても価値の無いもののように思えてしまい、場合によっては、「私の存在価値なんて無いんじゃないか」という気にすらなってしまいます。

人と比べることで辛くなるなら、比べるのを止めた方が良い、と周りの人も私を心配して言ってくれます。

実際、私もそのとおりだと思いますし、何度も人と比べるのを止めようと試みてきましたが、どうしてもうまく行きません。

自分のことがもともとあまり好きではない、というのもあるのでしょうか。

どうしてこういう思いが常に頭を支配してしまうのか、自分の中ですっきり理解できればいいのかもしれません。

自分のやっていることに価値を感じたいですし、自分がここで生きていてもいいんだ、と思いたいです。

こんな私はどういう考え方で生きればいいのでしょうか。良い方法があればぜひお伺いしたいと思います。

先生、教えて下さい。

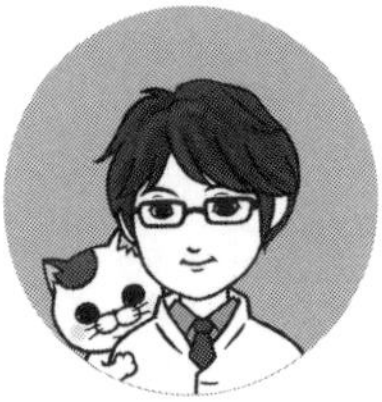

A5-3

他人と比較しない意識が幸せを作ります。

理屈では理解していても、実際にはなかなか思うようには行かないことってありますよね。今回のご相談もその一つだと思います。

こういう時には、「目線を変えること」が大事です。

「比べない方がいいのはわかっている」、でもできないのであれば、「比べてもいいこと」を自分の中で定義すると良いでしょう。

比べることを全て封じるのではなく、比べてもいいこと（こころの余地）を作るとうまく行きます。

具体的な方法を解説させていただきますね。

どうしても他人と自分を比較してしまうという場合は、まず「比較することが悪い」という認識を改めると良いでしょう。

「比較しない方が良い」ということがわかっていたとしても、すぐに比較するクセを治すのは至難の業です。

ちょっと詳しく解説

その際には、「比較して良いこと」と「比較しない方が良いこと」をきちんと分類しておくことが大切です。

まず、比較しても良いことですが、これは、例えば他者との「切磋琢磨」という意識のもとに行うものです。

他者との競争で落ち込んだり嫉妬の感情を持ったりするのではなく、相手をリスペクトし、その人と肩を並べて同じことを行ったりする。

こういう状況下では、「切磋琢磨してより良いものを作るぞ!」という前向きな気持ちが働き、やる気も起こりやすくなるので、メンタルがマイナスに働くことはあまりありません。

反対に、比較しない方が良いことというのは、比較のしようがないものです。

例えば、まるで別の仕事をしていたり、全く異なる環境にいたりするのに、「あいつの方が待遇が良い」とか「収入が良い」とか「幸せそうだ」という比較を行うこと。

これには全く生産性がありません。

働いたり生活したりするフィールドが違えば、得られるものが違うのは当然ですよね。

ここに対して比較を行うのは、野球選手が将棋の棋士を羨むようなものです。

なにより、人間が何を幸せに思うのか、というのは個々に全く違います。

だから、あなたの求めている幸せをあなたの目線で見て、自分よりも多く持っていそうな人に対して嫉妬や劣等感を感じたところで、それはあくまでもあなた目線のものでしかなく、一方的なものであるはずです。

そして、あなたにとって嫉妬の対象になっているような、「自分より優れている」と見ている人も、必ずその人なりの悩みを持っているものです。

仮にあなたがもし誰かと比較して、「○○さんになりたい」と思ったとして、実際にその人になったとしましょう。

でも、そうなったらほぼ確実に、あなたはあなたがなりたいと熱望していた○○さんの生活にも何らかの悩みを見つけ、そしてまた違う誰かと比較を始めることでしょう。

ただ単に羨んだり、自分と他者に優劣をつけるだけの「比較」には、終わりがありません。

だから、他者との比較を続けている限り、あなたは決して満足することはなく、常に何かしらの不安やストレスを抱え続けて生きることになります。

それなら、比較を許された「前向きに誰かに『負けないぞ！』と思う気持ち」を持って切磋琢磨することを、やはりオススメしたいと思います。

僕自身、何を隠そう、昔はすぐに自分と他人を比較し、「あんな人になれたら幸せだろうな」という思いに囚われていました。

でも、ある時に「そんなことを考えているくらいなら、あの人のようになれるためにはどうしたら良いかを考えた方がいいな」と、どうやったら毎日を楽しく、幸せに暮らすために自分を磨いていけるのか、という方向に思考転換を行いました。

その結果、今では他者と自分を比較することは、ほぼ0になっています。

あなたも今日の自分が幸せでいるために、上手に比較すべきこととすべきでないことを分けてみて下さい。

Q5-4

自分のコンプレックスで常に辛いです。

小さい時から自分の容姿に対するコンプレックスがひどいです。

自分自身であることが本当に嫌で、なぜこんな醜く私を生んだの？と母にひどいことを言ったこともあります。

生んでくれたことには感謝しているのですが、私は母にも父にもあまり似ておらず、ますます疎外感を感じ、コンプレックスが強くなっている気がします。

「人間見た目ではない」とよく言われますが、今までにこの容姿の醜さで、何度も損をしてきました。

好きな人と恋人関係になったこともありませんし、そもそも容姿コンプレックスが強すぎて、話しかけることも上手くできませんでした。

今年で四〇歳になりますが、恥ずかしいことに、男性とお付き合いしたことすらありません。

もうこの歳になってしまうと、考え方や人との接し方についても、どのようにしたらいいのかもわからなくなってしまいました。

歳とともにますます醜くなっていく自分の容姿にも耐えられませんし、人生そのものに大きなコンプレックスを抱えてしまっているような気がします。

こんなに辛いコンプレックスで悩んでいる人は、私以外にはいないのではないか、とすら思います。

こうしたコンプレックスへの辛さを少しでも軽減する方法はあるのでしょうか。

先生、教えて下さい。

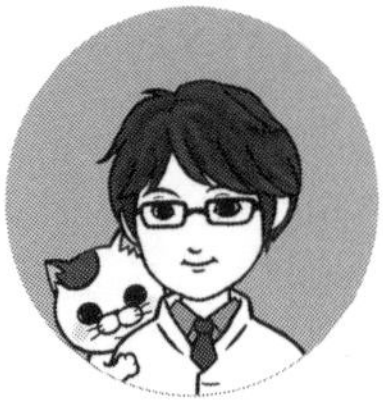

A5-4

コンプレックスは強力な武器になります。

ご相談者様にお話ししたいのですが、コンプレックスを抱えずに生きている人はほとんどいないと思います。

誰しも自分の嫌いなところが一つくらいはあるはずです。

ただ、自分の嫌いな部分が強すぎてしまうと、自分の良いところが霞んで見えなくなってしまいがちです。それはとても勿体ないことですよね。

そこで知って欲しいのは、「コンプレックスを持つということは、実は人生を前向きに生きるための強力な武器になる」ということ。

強いコンプレックスを強力な武器に変える方法をお教えします！

ちょっと詳しく解説

個人が抱くコンプレックスの難しいところは、「本人の思い込み」という要素が強いという点にあります。

例えば、他者との比較で「容姿が劣っている」とか、「収入が少ない」、「学歴が低い」という、確かにそこに存在するコンプレックスであれば、それを改善するための行動を取ることは、検討できます。

しかし、これが本人の主観によるものだった場合、例えば、スーパーモデルのような人が自分の容姿について嫌いなところがあるというのは、周囲の人には理解されづらく、場合によっては贅沢だとか、自慢なの？と思われてしまうこともありますよね。

それでも、コンプレックスを抱えていること自体は紛れもない事実なので、理解されないことでますます他人への防御姿勢が強くなり、場合によっては対人関係に支障をきたしてしまうこともありますので、何とかしたいものですよね。

一般的に、コンプレックスを抱えやすいタイプとしては、「自分自身に自信の無い人」や「他者と自分を比較することが多い人」というものが挙げられますが、これも程度の差こそあれ、誰でもあるものですよね。

では、コンプレックスとどのように付き合っていけば良いのでしょうか？

まずは、何よりも「自分を受け入れる」ということが大事です。

自分の中で気に入らないところがあったとしても、この先、人生の終わりまで付き合っていく自分自身の現状をあるがままに受け入れていく、ということがまず大事です。

コンプレックスを抱えている人の多くは、その内容が漠然としていることが多いものです。

なのでまずは、「自分が今、何に対してどのようなコンプレックスを感じているか」ということを、きちんと紙に書き出して下さい。

そして、そのことから目を逸らすのではなく、しっかりと受け止めて下さい。

実は、きちんとコンプレックスと向き合うことが、コンプレックスに悩むこころからの脱却の大きな第一歩になるのです。

そして、次に心がけて欲しいのが、「自分の良いところに目を向ける」ということ。

よく、こころの相談時に、「私には良いところなんて一つもありません」とお話しされる方がいますが、安心して下さい。良いところの無い人間なんていません。

どんな些細なことでもいいので、自分の良いところ、自分の好きになれそうなところをしっかりと探し出し、これもまた書き出していくと良いでしょう。

そしてもう一つ、とても大切なことが、「自分だけではなく、自分の信頼している人に評価してもらう」ということです。

あなた自身の良いところをきちんと見てくれる人、あなたの頑張りをきちんと前向きに評価してくれる人と、積極的にお話しするようにしてみて下さい。

この習慣も、あなたのこころに自信と勇気を与えてくれるはずです。そういう人がいなければ、メンタルカウンセラーさんなどでも大丈夫。もちろん僕でも大歓迎です。

そして最後のポイントは、「開き直ること」です。

実は、コンプレックスには、活動を起こさせる強いエネルギーがあるのです。

自分にとってはマイナスだと思うことを、チャームポイントだ！と開き直ることができれば、そこで一気に前向きなエネルギーが生まれます。

コンプレックスを取り除く努力も素敵ですが、受け入れて開き直り、活かすこともまた、同じくらい素敵だと思いますよ！

Q5-5

完璧を追い求めてしまい、いつも苦しいです。

いわゆる「完璧主義」の性格が、いつも良くない方向に向かいます。

いつも自分の仕事に満足ができず、自分自身が許せない気持ちがずっとあります。

それだけではなく、職場の同僚や家族にも同様に完璧を求めてしまい、煙たがられているのを自覚しています。

それでも、どうしても要求が強くなってしまい、「もっとできるでしょ」と自分にも他人にも厳しくあたりがちです。

何より辛いのは、自分自身の能力がさほど高くないことを理解しているのにもかかわらず、いつも「もっとやれるはず」とか「まだ足りない」という気持ちが湧いてきてしまうことです。

また、理解しているからこそ、「もう少し肩の力を抜いてもいいのではないか」と周囲の人に言われると、「余計なお世話よ」とイライラしてしまうのです。

きっと、今までの自分を否定されるような気持ちが起こるのだと思います。

何かに取り組む際に、完璧を求めることは悪いことなのでしょうか？

私の生き方は間違っているのでしょうか？

この辛さから解放されるにはどうしたらいいのでしょうか…。

もう何も考えたくないと思うのに、今日も朝からイライラしてしまう自分がいます。

変われるものなら変わりたい、と心から思う気持ちはあります。

先生、教えて下さい。

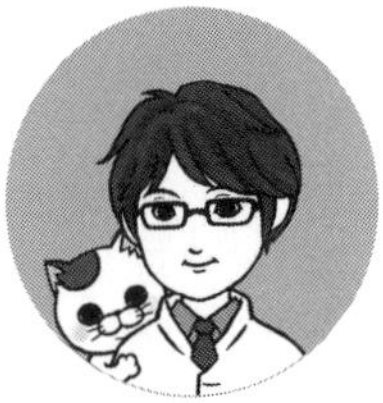

A5-5

「完璧なんて存在しない」というのが大切な思考です。

ご相談者様がより良いものを生み出したいと思う気持ちは、とても尊いものだと思います。物事に真摯に取り組む姿勢も素晴らしいと思います。ただ、残念ながら「完璧」というものは世の中には存在しません。完璧の定義は人により異なり、自分にとっての完璧と、他者にとっての完璧には、大きな隔たりがあります。それにより自分のこころは満たされなくなり、更に存在しない完璧を追い求めることになってしまうのです。

存在しない「完璧」との向き合い方を知れば、苦しさは大きく減るはずですよ。

「完璧主義」というのは、いつもどこかで自分にプレッシャーを与え続けてしまいます。

完璧主義者と言われる人たちは、ほとんどが真面目で、実直な方が多い傾向にありますが、僕のこころ相談の時によく見られるのが、「幼少期に褒められなかった」という方です。

ちょっと詳しく解説

自分の努力の結果を親や教育者に見せた時に、「もっと頑張れるだろう」とか、「こんなものしかできないの」という心無い言葉をもらい続けてきた人は、自分自身の結果にいつしか満足することができなくなってしまう傾向があります。

これはとても悲しいことです。

自分の頑張りは、その到達点ごとに、きちんと評価される必要があります。

それにより人は、更に頑張ろう、という前向きな気持ちを持てるからです。

評価を受けないまま「もっと頑張れ」と言われてしまうと、人の持つ「褒められたいという欲求」が「完璧」を求めるようになってしまうのです。

しかし、残念ながら世の中に「完璧」というものはありません。

例えば、テストであれば一〇〇点が完璧、という結果かもしれませんが、完璧主義に陥ってしまった人は、たとえ一〇〇点を取っても、満足できなくなってしまいます。

「もっとこうやれば効率的にできたのでは」とか、「こんなテストで一〇〇点を取ったくらいで浮かれている場合ではない」などと、自分自身を褒めること無く、ありもしない完璧を求めて、またさまよい始めてしまうのです。

完璧主義に陥ってしまった人に何よりも知っておいて欲しいことは、「存在しないカンペキを追い求めても幸せにはなれない」ということです。

勘違いして欲しくないのですが、より高みを目指すという姿勢を否定しているわけでは全くありません。

人が前向きな気持ちで上を目指して努力する姿は、どの瞬間よりも輝いていると僕は思っています。

しかし、その根底にあるのが「人に認められなかったから認められたい」という意識であって欲しくないのです。

不幸な過去があって、誰かの評価を渇望する気持ちは、とてもよくわかります。

ですが、あなたの努力は、誰かに認められたい！という呪縛のようなものから、そろそろ抜け出す必要があるのです。

高みを目指す気持ちは、まず何よりも「自分自身を認めていくこと」から始めることが大切です。

少しでも前に進んだ自分、努力をした自分を都度褒めていくこと、そして何よりも、完璧ではなく「いい加減」のマインドを持つことが大事です。

「いい加減」というのは、あまり良い言葉と認識されない事が多いのですが、「良い加減」と見れば「ちょうど良い程度」と取ることもできる、実はとてもいい言葉です。

存在しない「完璧」を求めて、くたくたになりながら日々を辛く苦しく生きるよりも、自分にとっての「ちょうど良い程度」を模索しながら日々を過ごしてみて下さい。

結果として、きっと「良い加減」で生きられる人が多くなると僕は思っています。

自分を認めること、完璧を追い求めないこと。

現代社会において強く求められる考え方であり、生き方であると、僕は思っています。

コラム
5

その他のこころの不調に用いる漢方薬（漢方生薬）

コラム最終回は、今までにご紹介してきた漢方薬の他にも、僕が相談の中で活用している漢方薬や漢方生薬（漢方薬を構成している植物や動物薬のこと）をいくつかご紹介しようと思います。

まず、ストレスを感じやすく、集団生活ですぐにメンタル疲労を起こしてしまう方に、抗ストレス作用を持つ刺五加《しごか》（エゾウコギやシベリア人参とも呼ばれます）という漢方生薬を用いることがあります。

また、緊張して心臓がバクバクしてしまい、パフォーマンスが十分に発揮できない！とお悩みの方には、気持ちを落ち着かせて動悸を鎮める作用を持つ「牛黄（ごおう：牛の胆石）」を用いた「牛黄清心丸《ごおうせいしんがん》」などをオススメすることもあります。

この他にも、漢方薬や漢方生薬には、こころと体の状態をしっかり整えることができる、不思議な作用を持ったものがたくさんあります。

西洋薬にはない様々な作用があるのが、興味の尽きないところです。

おわりに

最後までこの本を読んでいただき、ありがとうございます。

「こころと体はつながっている」

なんとなく頭では理解している人が多いものの、ついつい忙しい毎日の中で、このことを忘れてしまいがちです。

「なんだか最近頭が働かないな」

「どうして私こんなことでイライラしているんだろう」

「こんなに疲れているのに眠れないのはなぜ？」

こんな風に思い始めている時には、すでにこころと体のバランスは崩れているものです。

だから本当はすぐにでもこころと体のケアを始めないといけない。

でも我慢強い日本人は頑張ってしまいます。

「周りが仕事しているのに私だけが休むわけにはいかない」

「私が休んだらみんなに迷惑がかかる」

このように思って、動かない体を引きずりながら、みんな歯を食いしばってしまいます。

本文の中にも書きましたが、これは自分にも、他者にも、決して良い選択ではありません。

他人と自分を比較することには意味がありません。

体力も、精神力も、年齢も、考え方も個々で何もかも違います。

それが当たり前なんです。

社会生活を営む上で「守るべきルール」というものは確かにあります。

でも、そのルールをよく見てみて下さい。

どこにも「他人が残業しているなら自分も残業しなくてはいけない」とか「上司よりも先に帰宅してはいけない」などと書いてはいないはずです。

でも、書いていないはずのものを、なぜか人は見てしまう。

周りに同調することは不必要とは言いませんが、それはあくまでも自分の体とこころのキャパシティの範囲内で行わなくてはいけないことです。

そして、自分の体とこころのエネルギーの管理は自分しかできません。

仕事におけるあなたの代わりはいくらでもいます、これは現実です。

残念なように感じますか？ 僕はむしろホッとします。

仕事は投げ出したとしても、必ず代わりの誰かが引き継いでくれます。

でも、あなたの人生におけるあなたの代わりは誰もいないんです。

これが、この本を通じて、頑張りすぎてしまうあなたに最も届けたかったメッセージです。

スペアの無い自分、スペアの無い人生をどうやって生きていくか。

人の体は、年をとれば次第に衰えていくものです。

それを補うために、そこまでに培ってきた知識や経験をうまく使う必要があります。

知識や経験は自分の人生を充実させるためのものです。

「こうすればこうなる」という知識や経験から導き出されたものを、きちんと自分の人生のコントロールに使っていって欲しいと僕は願っています。

この本を通じて僕は皆さんに「こころと体のコントロール」についてお話しさせていただきました。

これも立派な「知識」です。

これを読んだあなたが「良い内容だった」とただ本を置くのではなく、自分のこころや体に負荷を感じた時にはもう一度本を開いて、書かれている内容を実践してみて下さい。

インプットした内容は、アウトプットすることで、初めて自分のものになります。

今すぐでなくてもいいので、いつかあなたがこの本を必要とする時が来て、少しでもあなたの役に立つことができるのであれば、これほど嬉しいことはありません。

この本が、あなたのこころを支える一助となることを願っています。

僕はこれから先も自分の薬局で、ＳＮＳやオンラインサロンで、こころを支える発信を続けていきたいと思っています。

あなたがどうにもできないこころや体の悩みを抱えた時に、僕のことを思い出してくれたら、ぜひいつでも僕に相談して下さい。

あなたが素敵な毎日を取り戻せるための力になれるように、全力で努めさせていただきます。

あなたはひとりじゃない。

その事をどうか忘れないで下さい。

最後に、この本の執筆を依頼してくださいました、ぱる出版の岩川実加さん、いつも僕を支えてくれる漢方のスギヤマ薬局、成城漢方たまりのスタッフや、いつも僕に絡んでくれる最高の仲間たち、そしてオンラインサロンメンバーに、心からの感謝を込めて、御礼申し上げます。

令和二年九月

杉山 卓也

杉山 卓也（すぎやま・たくや）
薬剤師／漢方アドバイザー。神奈川県座間市にある「漢方のスギヤマ薬局」にて「あらゆる人生相談に乗れる漢方薬剤師」をモットーに、メンタル、子宝、子ども、ペットなど、ひとりひとりに寄り添った漢方相談を受けるかたわら、講師として年100回を超えるセミナー・講座を開催。また、漢方専門店「成城漢方たまり」、中医学や薬膳、経済学まで１年間で学べる「tamari 中医学養生学院」の経営や、漢方薬局経営者向けのコンサルティングも積極的に行う。中医学界初のオンラインサロンである「タクヤ先生の中医学オンラインサロン」も爆発的な人気を博している。
『不調が消える食べ物事典』（あさ出版）、『漢方でわかる上手な「こころ」の休ませ方』（三笠書房）、『タクヤ先生、漢方でこころを元気にする方法、教えて下さい！』（ワニブックス）など著書多数。
神奈川中医薬研究会会長、星薬科大学非常勤講師、合同会社 Takuya kanpo consulting 代表。

●漢方のスギヤマ薬局　https://sugiyaku.com
●タクヤ先生ツイッター　https://twitter.com/takuyasensei
●タクヤ先生の中医学オンラインサロン　https://lounge.dmm.com/detail/1413/
●成城漢方たまり／ tamari 中医学養生学院　https://tamarikanpo.com/store/

○装丁　中西啓一（panix）
○本文デザイン　精文堂印刷デザイン室
○特別協力　きききさん
○編集　岩川実加

タクヤ先生《せんせい》のメンタル不調《ふちょう》相談室《そうだんしつ》

2020年11月26日　初版発行

著　者　杉　山　卓　也
発行者　和　田　智　明
発行所　株式会社　ぱ　る　出　版

〒160-0011　東京都新宿区若葉 1-9-16
03(3353)2835 — 代表　03(3353)2826 — FAX
03(3353)3679 — 編集
振替　東京　00100-3-131586
印刷・製本　中央精版印刷(株)

ISBN978-4-8272-1249-5　C0030

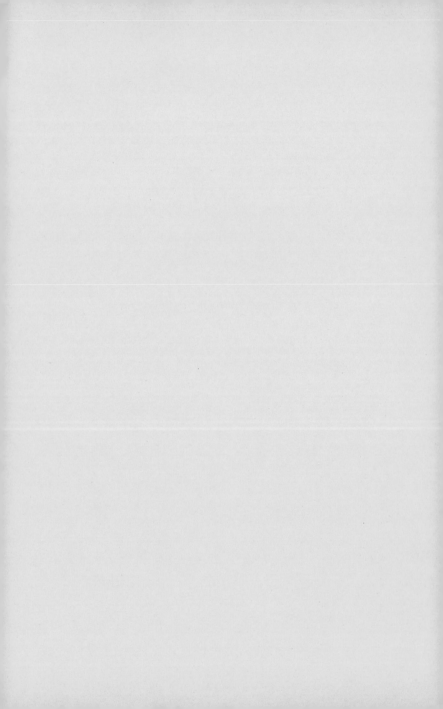